SOCIÉTÉ FRANÇAISE
DE SECOURS
AUX BLESSÉS DES ARMÉES DE TERRE ET DE MER.

LE MATÉRIEL DE SECOURS
DE LA SOCIÉTÉ
À L'EXPOSITION DE 1878.

MANUEL PRATIQUE

DE TRANSPORT ET D'HOSPITALISATION RATIONNELLE ET RAPIDE
DES BLESSÉS ET MALADES,
EN TEMPS DE GUERRE ET D'ÉPIDÉMIE : TYPES DE BRANCARDS, WAGONS, VOITURES,
BARAQUES, TENTES, APPAREILS, ETC.

PAR M. LE DOCTEUR A. RIANT,
SECRÉTAIRE, MEMBRE DU CONSEIL.

OUVRAGE CONTENANT 101 FIGURES DANS LE TEXTE.

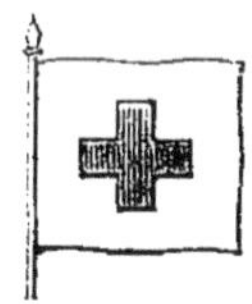

PARIS.
IMPRIMERIE NATIONALE.

M DCCC LXXVIII.

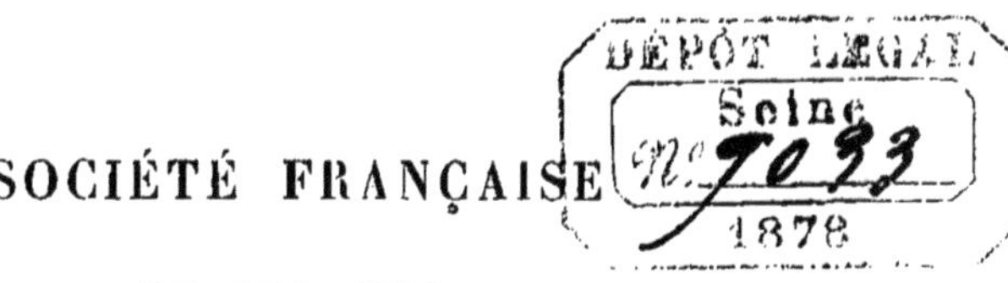

SOCIÉTÉ FRANÇAISE

DE SECOURS

AUX BLESSÉS DES ARMÉES DE TERRE ET DE MER,

RECONNUE D'UTILITÉ PUBLIQUE (DÉCRET DU 23 JUIN 1866).

ORGANISATION DE LA SOCIÉTÉ À PARIS

ET DANS LES 18 RÉGIONS MILITAIRES.

PRÉSIDENTS HONORAIRES :

MM. le Ministre de la Guerre.

le Ministre de la Marine et des Colonies.

CONSEIL.

Président	Mgr LE DUC DE NEMOURS.
Vice-Présidents	le général de division baron de Chabaud La Tour. M. Berthier (Ch.).
Secrétaire général	M. le comte de Beaufort.
Secrétaires	M. le comte de Rességuier. M. le docteur Riant.
Trésorier	M. le baron A. de Rothschild.
Trésorier adjoint	M. Tagnard.

MM. Albert, Benoist-Champy, le marquis de Béthisy, le docteur Boinet, *Président du Comité des secours,* le baron Léon de Bussierre, le docteur Cazalas, Cazenove (L. de), le général comte de Clermont-Tonnerre, le docteur Dauvé, Drouyn de l'Huys, Duval (Jules), Duvergier de Hauranne (Léon), Ellissen (A.), le comte E. de Flavigny, Flaxland (Ed.), le marquis de Forbin d'Oppède, Gaussen (Maxime), le colonel Huber-Saladin, Koenigswarter (L.), le comte de Lallemand, Le Camus (E.), Lefébure (C.), Le Sergeant de Monnecôve, Lesseps (F. de), le comte de Madre, Monod (A.), le comte de Monttessuy, le baron de Pages, le docteur Péan, Rabot-Delaunay, le docteur Ricord, *Président du Comité médical,* le comte de Riencourt, l'intendant général Robert, le comte F. de Rohan-Chabot, Salle (Hte), le comte Sérurier, *Président du Comité des études,* Sessevalle (A. de), le marquis de Talhouët, Tarbé (E.), Vernes d'Arlandes, *Président du Comité des finances,* le docteur Wurtz.

Le Conseil est représenté, dans les dix-huit régions militaires, par dix-huit Délégués officiellement accrédités auprès de MM. les généraux commandant en chef les corps d'armée.

Ce sont, dans l'ordre des régions :

MM. Auguste LONGHAYE (Lille); le vicomte DE FORCEVILLE (Amiens); le duc de CLERMONT-TONNERRE (Rouen); VÉTILLART (le Mans); PAULMIER (Orléans); N... (Nancy); Henri BÉJANIN (Besançon); D'AVÈNE DES MÉLOIZES (Bourges); le baron BRENIER (Tours); DE MONTGERMONT (Rennes); Eugène LARRAY (Nantes); MURET DE BORT (Limoges); le docteur BOURGADE (Clermont-Ferrand); le docteur DESGRANGES (Lyon); le marquis DE FORBIN D'OPPÈDE (Marseille); CAZALIS DE FONDOUCE (Montpellier); le docteur NAUDIN (Toulouse); le vicomte DE PELLEPORT-BURÈTE (Bordeaux).

COMITÉS ET SOUS-COMITÉS COMPRIS DANS LES 18 RÉGIONS.

Comités :

Abbeville, Agen, Amiens, Angoulême, Argentan, Avignon, Bagnols, Bar-le-Duc, Bayonne, Belfort, Besançon, Blois, Bolbec, Bordeaux, Boulogne-sur-Mer, Bourg, Bourges, Brest, Brienon-l'Archevêque, Cannes, Carcassonne, Châlons-sur-Marne, Chalon-sur-Saône, Chartres, Châteaudun, Cherbourg, Clermont-Ferrand, Compiègne, Dieppe, Digne, Dijon, Dôle, Douai, Dreux, Gannat, Grenoble, Laon, Laval, Libourne, Lille, Lorient, Lunéville, Lure, Lyon, Mans (le), Marseille, Mayet, Melun, Moissac, Monnaie, Montauban, Montpellier, Moret-sur-Loing, Mortagne, Moulins, Nancy, Nantes, Nemours, Nevers, Nice, Nîmes, Niort, Orléans, Pau, Poitiers, Privas, Puy (le), Reims, Rennes, Roche-sur-Yon (la), Rueil, Sablé, Saint-Brieuc, Saint-Denis, Saint-Étienne, Saint-Maur, Saint-Omer, Saint-Quentin, Tarascon-sur-Ariège, Tarbes, Toulon, Toulouse, Troyes, Valenciennes, Versailles, Vesoul.

Sous-Comités :

Château-Gontier, Châtillon-sur-Seine, Craon, Erné, Noyon.

Des dépôts de matériel d'ambulance (types de la Société) sont déjà constitués dans les localités suivantes :

Le dépôt du Conseil central, à Boulogne-sur-Seine, 62, avenue des Princes;

Les dépôts des Comités, à :

Angoulême, Belfort, Clermont-Ferrand, Besançon, Grenoble, Laon, Lille, Lyon, le Mans, Marseille, Montauban, Montpellier, Moulins, Orléans, Rennes, Toulouse.

BUREAUX ET SIÈGE DE LA SOCIÉTÉ:

Paris, 19, rue Matignon.

SOCIÉTÉ FRANÇAISE

DE SECOURS

AUX BLESSÉS DES ARMÉES DE TERRE ET DE MER.

LE MATÉRIEL DE SECOURS

DE LA SOCIÉTÉ

A L'EXPOSITION DE 1878.

LIBRAIRIE J.-B. BAILLIÈRE ET FILS.

Paris, rue Hautefeuille, 19, près du boulevard Saint-Germain.

SOCIÉTÉ FRANÇAISE
DE SECOURS
AUX BLESSÉS DES ARMÉES DE TERRE ET DE MER.

LE MATÉRIEL DE SECOURS
DE LA SOCIÉTÉ
A L'EXPOSITION DE 1878.

MANUEL PRATIQUE

DE TRANSPORT ET D'HOSPITALISATION RATIONNELLE ET RAPIDE
DES BLESSÉS ET MALADES,
EN TEMPS DE GUERRE ET D'ÉPIDÉMIE : TYPES DE BRANCARDS, WAGONS, VOITURES,
BARAQUES, TENTES, APPAREILS, ETC.

PAR M. LE DOCTEUR A. RIANT,
SECRÉTAIRE, MEMBRE DU CONSEIL.

OUVRAGE CONTENANT 101 FIGURES DANS LE TEXTE.

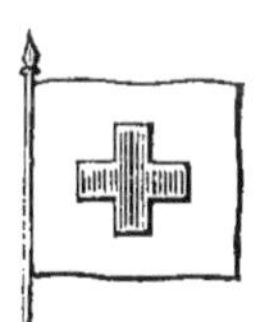

PARIS.
IMPRIMERIE NATIONALE.

M DCCC LXXVIII.

PRÉFACE.

Les allures des guerres modernes ont créé pour l'œuvre des secours volontaires une situation nouvelle et des conditions sans précédents.

Entre la déclaration de guerre et le commencement des hostilités, il n'y a plus qu'un intervalle presque nul, qui ne laisse pas plus aux soldats le temps de préparer leurs armes, si ce soin a été négligé pendant la paix, qu'aux hommes de charité le loisir d'étudier et de rechercher les engins propres à secourir blessés et malades, si une prévoyante initiative n'a pas à l'avance arrêté au moins les types de ces moyens de secours.

Les armées qui sont mises en mouvement du jour au lendemain sont des masses innombrables.

L'agglomération d'hommes est partout : dans les marches, sur les routes, dans les trains, dans les navires, dans les étapes, dans les campements, dans les logements de troupes, dans les gares, dans les hôpitaux, dans les ambulances.

De pareilles réunions engendrent fatalement, développent et disséminent des maladies graves : dysenterie, typhus, fièvre typhoïde, fièvres éruptives; elles sont la cause déterminante des plus terribles complications des plaies et blessures.

Confiées à des mains habiles ou inhabiles, les armes de précision et à longue portée font des ravages inévitables. La science a fourni le moyen de rendre les projectiles aussi meurtriers et les blessures aussi graves que possible.

Il fallait que la charité s'élevât au niveau des besoins et des souffrances que crée un pareil état de choses.

Quand l'art de mettre hors de combat ou de détruire emprunte aux sciences exactes la sûreté de ses coups, comment l'art de secourir ne multiplierait-il pas, ne perfectionnerait-il pas, lui aussi, les moyens nécessaires pour venir en aide à tant de souffrances, pour recueillir et soigner tant de victimes ?

Tel a été le but que s'est efforcée d'atteindre la Société française de secours aux blessés militaires.

Sur un terrain de près de 1,500 mètres, gracieusement mis à la disposition de la Société par la Commission supérieure de l'Exposition universelle de 1878, la Société française a installé, et soumis à un nombre chaque jour croissant de visiteurs de toutes nations et de tous rangs, les principaux modèles de son matériel de secours :

D'abord, ses types, modèles étudiés avec soin par des hommes compétents, modèles qui représentent à l'heure actuelle ce que la science, l'expérience et la charité ont trouvé de plus parfait pour remplir la mission que l'Œuvre s'est imposée.

L'un de ces types, — une voiture aménagée pour le transport des blessés, — a été jugé digne d'être presque intégralement reproduit par l'armée, pour son matériel sanitaire de campagne.

A côté de ce matériel spécial, de ces types préparés d'avance, perfectionnés, mais dont la quantité est toujours fatalement insuffisante pour les besoins de la guerre, la Société française a cru devoir faire figurer des spécimens de matériel improvisé, des modèles, des plans, des dessins d'improvisation s'appliquant à des moyens de transport ou d'hospitalisation, montrant ainsi comment on peut, aussitôt que la guerre éclate, transformer rapidement voitures, wagons ordinaires, maisons d'habitation, édifices publics, etc., en moyens de secours pour les blessés et malades des armées.

Dans les chapitres II et III de ce Manuel, on trouvera la description de tous ces modèles, avec plans, dessins cotés, prix moyens, et enfin toutes les indications nécessaires pour permettre de faire un choix, suivant les ressources et les besoins, et de reproduire exactement, en quelques jours, s'il est nécessaire, le modèle arrêté.

L'expérience du passé ne sera donc pas perdue, non plus que le fruit des études qu'elle a suggérées aux commissions permanentes de la Société française.

En campagne, les malades sont nombreux, plus nombreux encore que les blessés[1]. Si toutes les mesures qu'une sage hygiène réclame ne sont pas prises à temps, ces malades peuvent constituer un grand danger pour l'armée et pour le pays.

De là, la nécessité d'étudier et de présenter, à côté des engins destinés à secourir les blessés, les moyens propres à soigner les malades, avec toutes les chances de succès pour eux et de protection pour la partie valide de l'armée, ainsi que pour la population civile, urbaine ou rurale, au milieu de laquelle on est obligé d'hospitaliser ces malades.

On trouvera tous les détails relatifs à ce sujet si complexe au chapitre III.

Sans pouvoir influer sur les évacuations et sur la dissémination des malades de l'armée, la Société de secours peut avoir une action indirecte sur ces mesures, si importantes et parfois si graves pour la santé et la sécurité publiques, si, de longue main, elle a préparé, de concert avec l'autorité militaire, des hôpitaux provisoires, des ambulances d'évacuation, des baraquements, des tentes d'isolement pour recevoir les malades atteints d'affections contagieuses, dans des conditions hygiéniques bien étudiées; si elle est pourvue d'un matériel suffisant (voitures, wagons types ou à transformation rapide) qui permette d'éviter l'encombrement de malades sur un même point, ou la formation de foyers contagieux dans le voisinage de l'armée.

[1] La statistique prouve que, dans les armées en campagne, il y a environ de 35 à 40 décès causés par maladies, pour 10 décès résultant de blessures.

C'est ainsi que la Société française a compris sa tâche; c'est dans cette double voie qu'elle s'est préparée à l'accomplissement des obligations que lui impose le *Décret* du 2 mars 1878.

Si elle publie aujourd'hui ce Manuel, destiné à conserver le souvenir de l'exposition qu'elle a faite au Champ de Mars en 1878, ce n'est pas que la Société estime avoir atteint la perfection, ni qu'elle veuille, — tant s'en faut! — s'arrêter satisfaite dans la voie des recherches.

Chaque jour apportera à ses travaux les modifications nécessaires, et nul ne fait d'avance aussi large qu'elle la prévoit elle-même la part des améliorations à chercher et des progrès à réaliser.

Mais on n'a jamais hésité à fixer et à construire des types d'engins de guerre indispensables, sous le prétexte qu'il faudra y introduire des perfectionnements ultérieurs, qu'il y aura lieu de reviser ou de réformer un jour ces types, s'il est nécessaire.

De même, la Société française croit bon de fixer et de faire connaître, dès à présent, soit comme types, soit comme objets d'étude, les principaux modèles de son matériel de secours, toujours revisables.

Il nous a paru qu'un Manuel, présentant la description et le dessin de ces modèles, ne serait pas pour le public une vulgarisation sans intérêt et sans opportunité. Quand tout le monde est soldat, qui donc pourrait se désintéresser de ces questions, qui touchent chacun de nous, nos fils, nos frères, nos amis? L'empressement de la foule à visiter curieusement et minutieusement tous les détails de notre exposition, le langage que nous avons si souvent entendu pendant ces visites, nous permettent de bien augurer à cet égard du sentiment public.

A ceux que ne toucherait pas la prévision lointaine des moyens de secours pour le temps de guerre, est-il besoin de rappeler que ces questions ont un intérêt de tous les jours et une actualité constante; qu'à côté des malades et des blessés de l'armée, il y a les malades et blessés civils, pour lesquels on se préoccupe enfin partout d'organiser des moyens de secours et de transport plus nombreux et plus parfaits?

La sage et philanthropique prévoyance de nos grandes administrations civiles s'efforce de réaliser, partout où il est possible, ce que réclamaient à cet égard, et depuis si longtemps, la décence et la sécurité publique.

Pour le transport de leurs blessés et de leurs malades, toutes les administrations locales, toutes les grandes industries s'ingénient à remplacer l'arsenal imparfait, insuffisant que le passé, la pénurie ou la routine nous ont légué pour ce service, par des moyens spéciaux, bien étudiés, conformes aux exigences de l'hygiène.

Si la charité veille de plus en plus pour adoucir les souffrances d'autrui, l'indifférence personnelle est remplacée par une prévoyance salutaire.

Le public lui-même s'émeut, et on ne concevra bientôt plus qu'en plein XIXe siècle, ce siècle si fier de sa civilisation! le malade atteint d'une affection contagieuse (variole, scarlatine, croup, etc.) soit, — comme cela se voit encore tous les jours, — conduit à l'hôpital dans la même voiture de place où nous montons quelques instants après lui, nous, notre femme, nos enfants, sans crainte, mais non sans danger!

On se refusera bientôt à admettre aussi que les malades les plus favorisés de la fortune en soient encore réduits, à l'heure actuelle, pour se rendre aux eaux, à la mer, dans les stations hivernales du Midi, aux moyens de transport si insuffisants et si peu confortables qui sont mis à notre disposition pour les déplacements à grande distance.

Quant aux hôpitaux-monuments, s'ils sont suffisants pour les besoins ordinaires, ils nous laissent trop souvent sans ressources, en temps d'épidémie. On verra comment on peut, au grand profit de l'hygiène et du budget, multiplier, diviser et mobiliser ces asiles, actuellement renfermés au centre des villes, dans des barrières inextensibles, comment on peut rendre les hôpitaux plus nombreux à la fois et plus salubres.

Puisse ce livre montrer que sur tous ces points, sur le champ de bataille comme dans nos villes, en temps de guerre comme en temps de paix, pour les blessés et malades des armées, comme pour les malades et blessés civils, le mieux n'est pas si difficile à réaliser, et qu'il faut résolument en aborder la recherche!

Ce n'est qu'un manuel, dont le développement, la mise en œuvre permettront aux hommes de bonne volonté et de cœur de soulager bien des maux.

Aux hommes de science et de savoir spécial, — quelque modeste et imparfait que soit ce premier et rapide travail, — nous demandons mieux que leur indulgence. Puissent-ils, sur le terrain de l'humanité et d'une charité prévoyante, se faire nos collaborateurs par des conseils ou même par des critiques, que nous accueillerons, quant à nous, avec une vive reconnaissance, dans l'intérêt de la cause si élevée que sert la SOCIÉTÉ FRANÇAISE DE SECOURS AUX BLESSÉS MILITAIRES!

LE
MATÉRIEL DE SECOURS
DE LA SOCIÉTÉ
A L'EXPOSITION DE 1878.

I

COUP D'ŒIL GÉNÉRAL SUR L'EXPOSITION DE LA SOCIÉTÉ FRANÇAISE DE SECOURS AUX BLESSÉS MILITAIRES.

Plan d'ensemble de cette exposition, comprenant :

A. Bâtiments. — 1° Ambulance de gare et de ravitaillement; 2° hangar rappelant les dispositions de l'ancienne ambulance de la *Grande-Gerbe;* 3° baraque, élément d'une ambulance baraquée.

B. Tente; élément d'une ambulance sous tentes.

C. Train sanitaire.

D. Voitures.

E. Appareils de secours, etc.

L'article 1er du *Décret* du 2 mars 1878, *portant règlement pour le fonctionnement de la Société française de secours aux blessés militaires*, dispose :

«La Société française de secours aux blessés des armées de terre et de mer est autorisée, en temps de guerre : 1° à créer sur les derrières des armées, dans les régions qui lui sont désignées par le Ministre de la guerre ou les généraux commandant en chef, suivant le cas, des établissements hospitaliers destinés à recevoir des blessés et des malades appartenant aux armées; 2° à prêter, dans les conditions indiquées, son concours au service des ambulances d'évacuation et des ambulances de gare. Ce concours ne peut être étendu aux ambulances actives des armées qu'en cas d'insuffisance des moyens dont dispose l'administration de la guerre, et sur autorisation spéciale du Ministre ou, en cas d'urgence, des généraux commandant en chef[1]. »

Le concours que la Société est appelée à fournir, pour les soins à donner aux blessés et malades de l'armée, soit dans les ambulances d'évacuation et les ambulances de gare, soit dans les hôpitaux provisoires qu'elle est autorisée à créer, soit enfin, en certains cas, dans des ambulances plus rapprochées du champ de bataille, exige, pour être efficace, la préparation de moyens de secours : toute une organisation en *personnel* et en *matériel.*

En ce qui touche les ressources en *matériel*, l'Exposition de 1878 a fourni à la Société française l'occasion de faire connaître les principaux spécimens des moyens de secours dont elle dispose.

En faisant toutes nos réserves, et pour certains détails, en raison de la rapidité avec laquelle ils ont dû être préparés, et pour quelques modèles, qui n'ont figuré à l'exposition de la Société de secours qu'à titre d'étude, nous avons pensé qu'il ne serait pas sans intérêt et sans utilité de conserver dans une brochure le souvenir de l'ensemble et des détails d'une exposition qui a réuni tant de sympathies, et nous a valu de toutes parts de si précieux témoignages.

A l'angle nord-ouest du Champ de Mars, près de la porte dite de Grenelle, en face de la gare du chemin de fer de l'Ouest, sur un terrain d'environ 1,500 mètres, la Société française de secours aux blessés a exposé les principaux modèles de son matériel de secours.

Cette exposition comprend tout ce qui est nécessaire au transport et à la réception des malades et blessés (fig. 1).

Le long d'une voie ferrée, où stationne un train sanitaire de la Société, est une *ambulance de gare et de ravitaillement*, comprenant une salle de ravitaillement pour les malades et blessés du train qui sont en état de recevoir des vivres, et un dortoir pour ceux qui pourront

[1] Voir le texte du *Décret* du 2 mars, p. 169 et suiv.

SOCIÉTÉ FRANÇAISE DE SECOURS AUX BLESSÉS.

Fig. 1. — Plan d'ensemble de l'exposition de la Société française en 1878.

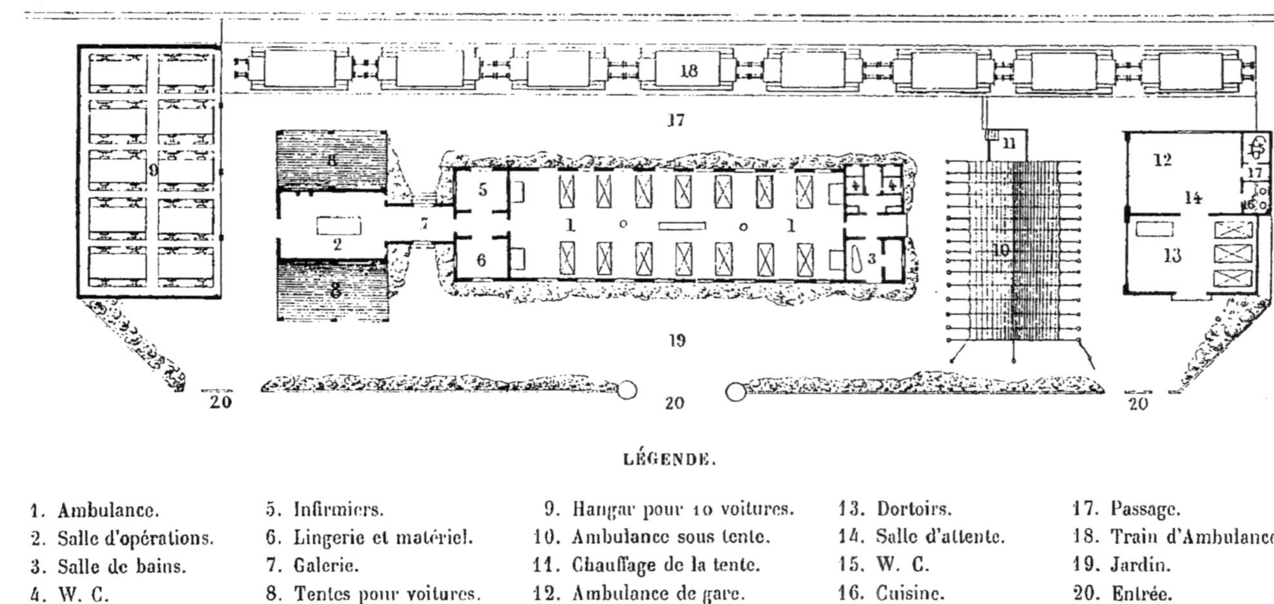

LÉGENDE.

1. Ambulance.
2. Salle d'opérations.
3. Salle de bains.
4. W. C.
5. Infirmiers.
6. Lingerie et matériel.
7. Galerie.
8. Tentes pour voitures.
9. Hangar pour 10 voitures.
10. Ambulance sous tente.
11. Chauffage de la tente.
12. Ambulance de gare.
13. Dortoirs.
14. Salle d'attente.
15. W. C.
16. Cuisine.
17. Passage.
18. Train d'Ambulance.
19. Jardin.
20. Entrée.

reprendre leur route, après quelques heures de repos. Pendant l'arrêt du train, des soins sont donnés aux malades. Les blessés reçoivent les pansements nécessaires. Enfin, dans cette ambulance, se fait aussi le triage des blessés et des malades trop gravement atteints pour pouvoir continuer leur route. Ceux-ci sont dirigés vers les ambulances ou hôpitaux sédentaires les plus proches.

A l'autre extrémité du terrain, et faisant pendant à l'ambulance de gare, se trouve un grand *hangar*, rappelant, non par ses proportions, mais par sa forme générale, un des pavillons de l'*ambulance* dite de la *Grande-Gerbe*, construite, pendant la guerre, par la Société française de secours aux blessés, au milieu du parc de Saint-Cloud, sur les indications du D[r] baron Mundy.

Ce bâtiment est destiné à abriter le matériel roulant et de transport : modèles adoptés par la Société ou proposés pour l'étude, et préparés pour les expériences.

Au centre du terrain mis à la disposition de la Société française, se trouvent une *baraque* et une *tente d'ambulance*, représentant : la première, un élément d'hôpital baraqué; la seconde, un élément d'hôpital ou d'ambulance sous tente.

Baraque et tente sont pourvues de tout le mobilier, le matériel et de toutes les annexes nécessaires, comme si elles allaient fonctionner à l'instant même.

On trouvera au chapitre III la description détaillée de ces pavillons d'ambulance, et on verra comment on peut grouper un certain nombre de ces éléments (baraques ou tentes) pour constituer partout, rapidement, un hôpital à bon marché, transportable et salubre.

Un *train sanitaire* est représenté par huit wagons, pourvus de tous les meilleurs aménagements pour le transport à longue distance des malades et blessés. Il est disposé devant un quai de gare, de manière que l'on puisse faire l'essai de tous les modes de chargement et de déchargement des voitures, procéder à l'introduction et à la sortie des brancards portant des malades, etc. De l'autre côté du quai de gare, en face des wagons, est l'*ambulance de gare et de ravitaillement.*

La Société a exposé, sous le *hangar* indiqué ci-dessus, un certain nombre de voitures :

1° Les unes, spécimens des premières études de la Société, datent de 1870, et rappellent les phases par lesquelles on a passé pour arriver aux modèles-types actuellement adoptés;

2° Les autres constituent ces types. La plupart des délégations de la Société sont pourvues de ces voitures.

3° Enfin, on trouve, dans le côté du hangar qui se rapproche de la Seine, des modèles variés : voitures construites sur les indications de quelques membres de la Société, voitures ordinaires aménagées instantanément pour le transport des blessés, voitures de campagne, fourragères, charrettes, auxquelles l'addition de quelques engins très-simples, ressorts, supports élastiques, etc., suffit pour en faire des véhicules propres à ce nouveau service.

Nous examinerons plus loin et en détail (chapitre II) chacune de ces voitures.

Enfin, sous ces différents abris, et dans toutes les salles de cette exposition, la Société française a placé sous les yeux du public les nombreux moyens de secours dont elle dispose, depuis les brancards types, ou improvisés, jusqu'aux appareils de pansement, de chirurgie et de prothèse, — qui seront plus particulièrement étudiés en détail dans le chapitre IV.

Et maintenant que le lecteur a une idée de l'ensemble de notre exposition, qu'il en a vu le plan et qu'il en connaît la légende, nous allons le conduire dans chacune des parties de cet ensemble et examiner, dans l'ordre logique, chacune des ressources en matériel préparées par la Société française pour le transport et l'hospitalisation des blessés et des malades.

Toutes les fois qu'il nous sera possible, nous compléterons une description forcément trop rapide, et parfois insuffisante, par le langage si clair, si précis et si instructif d'un plan ou d'un dessin coté des objets ou appareils exposés.

II

MOYENS DE TRANSPORT : 1° DES BLESSÉS ET MALADES; 2° DU MATÉRIEL D'AMBULANCE.

BRANCARDS.

1° TYPES [1].

Le brancard réglementaire a été le point de départ de tous les perfectionnements apportés par la Société française à ce moyen de

[1] N'écrivant pas ici l'histoire des travaux de la Société de secours et des diverses phases par lesquelles elle a passé pour arriver à l'adoption des types exposés, mais

transport des blessés et malades. Elle a respecté ce modèle, en s'efforçant de l'améliorer. L'unité de brancard, au moins dans ses dispositions essentielles, présente, pour le transport des blessés dans les voitures, dans les wagons, et pour les diverses manœuvres à exécuter par les infirmiers, des avantages évidents.

Parmi les principales modifications du brancard réglementaire apportées par la Société de secours, citons :

1° La mobilité donnée à la toile du brancard qui, n'étant fixée sur les hampes que par une corde passée dans des anneaux, est immédiatement séparée du brancard dès que cette corde est retirée. On peut ainsi laver la toile, toutes les fois qu'il est nécessaire. On peut aussi, — point très-important, — lors de l'arrivée à l'ambulance, déposer le blessé, qui n'a pas quitté la toile du brancard, sur le lit qui l'attend; on peut le soulever, sans le déplacer, et, par conséquent, sans déterminer de nouvelles douleurs, sans s'exposer au dérangement des pièces de pansements, des appareils ou au déplacement des fragments des os fracturés.

2° Diverses dispositions permettant de rendre très-faciles et très-rapides l'ouverture et la fermeture du brancard, d'en faire un objet très-portatif, et de favoriser le glissement du brancard sur le plancher des voitures où il doit être placé avec son chargement.

Ainsi : les traverses articulées remplaçant, dans le brancard type de la Société, les traverses rigides du brancard réglementaire, moins faciles à ouvrir ou à fermer ;

Le mécanisme fort simple au moyen duquel les pieds du brancard type se relèvent en même temps que l'on fait mouvoir la traverse articulée;

L'introduction du brancard dans les voitures rendue plus facile au moyen de pieds en fer creux, arrondis, pouvant glisser plus aisément que les pieds en bois sur le sol, ou sur le plancher d'une voiture.

Ces perfectionnements se trouvent réalisés dans les deux modèles ci-après, qui représentent le type adopté par la Société :

obligé de nous renfermer dans le cadre de l'exposition faite par la Société, nous ne parlerons pas des modèles anciens non exposés, quelque intérêt qu'ils présentent, à moins que cette revue rétrospective ne nous soit imposée pour l'intelligence des modifications faites ou des progrès réalisés.

BRANCARD À TRAVERSES ARTICULÉES.

(Système et description de M. le comte de Beaufort.)

1er MODÈLE.

« Dans ce modèle, les traverses en fer, articulées à moitié de leur longueur, pivotent sur les hampes, à chacune de leurs extrémités, et se terminent par une saillie qui, agissant sur les pieds, les relève ou les abaisse, selon que le brancard s'ouvre ou se ferme. Des crochets, formant coin, fixent les traverses dans la position déterminée par l'écartement des hampes, qui lui-même est réglé par la toile.

« Les pieds du brancard sont ou en bois, ou en fer, à base arrondie pour faciliter le glissement, soit sur un plancher, soit dans une voiture (fig. 2 et 15).

« La figure 2 fait comprendre la construction et le fonctionnement de ce brancard. Le brancard 1 est ouvert, garni de sa toile, maintenue latéralement par une petite corde.

« Le brancard 2 est encore ouvert, mais on a tiré la corde qui retenait la toile, et celle-ci a été enlevée.

« Le brancard 3 est à moitié plié, on voit la position prise par les pieds, qui se relèvent en même temps que les traverses articulées se ferment.

« Le brancard de ce modèle pèse 9 kilogrammes avec pieds en bois, et 10 kilogrammes avec pieds en fer. Il coûte de 30 à 35 francs. (Le brancard de l'armée pèse de 8 à 9 kilogrammes, et revient à 20 fr.) »

(Constructeurs : M. Werber et M. Colas.)

2e MODÈLE.

« Avec ce système, quand le brancard se ferme, les traverses articulées en relèvent les pieds; quand il s'ouvre, des chaînettes, qui relient les pieds aux traverses, les abaissent. Des crochets donnent de la rigidité à l'ensemble de l'appareil.

« Les pieds du brancard sont construits en bois garni de tôle.

«Le brancard de ce modèle pèse (avec pieds, bois et tôle) 10 kilogrammes environ; il coûte de 22 à 25 francs.

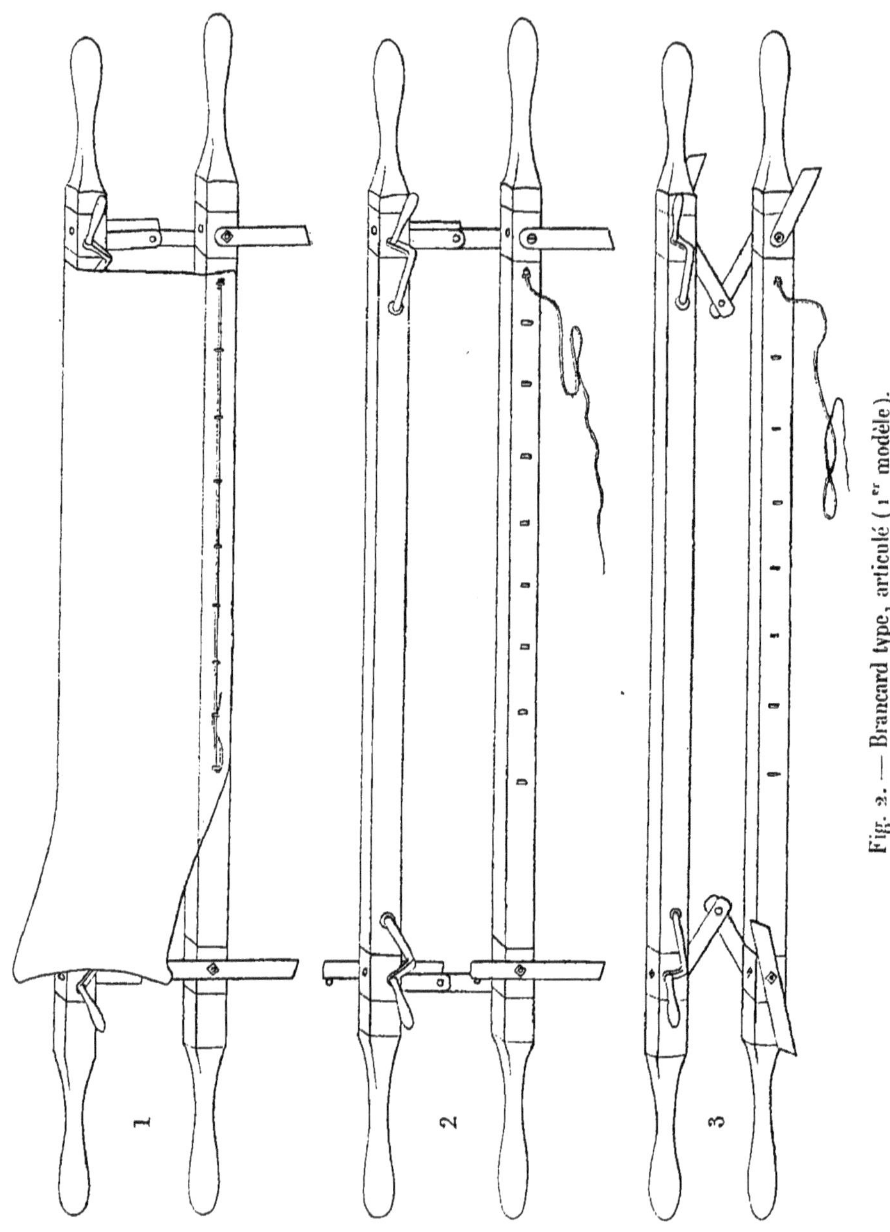

Fig. 2. — Brancard type, articulé (1er modèle).

«Dans ces deux modèles, aucun organe de l'appareil n'est indépendant et ne risque d'être égaré.»

2° AUTRES MODÈLES EXPOSÉS.

La Société a exposé quelques autres modèles construits avant l'adoption du principe de l'unité de brancard.

Parmi ces modèles antérieurs au type actuel, nous citerons :

a. Le brancard à crémaillères.

Le brancard à crémaillères, et à plusieurs fins, du docteur Mundy.

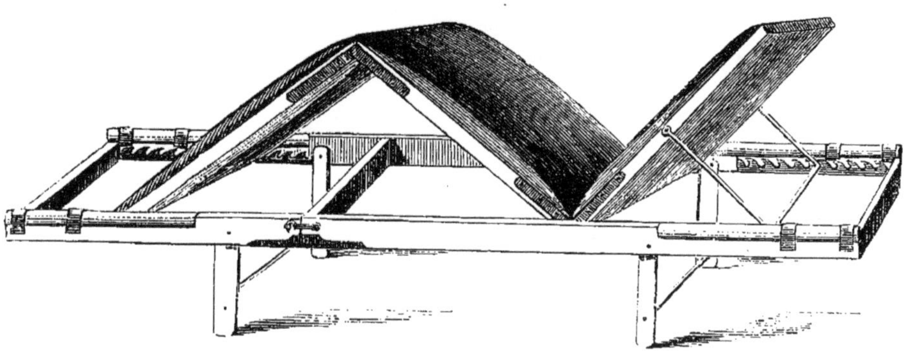

Fig. 3. — Brancard articulé à crémaillères.

Ce brancard peut fonctionner comme brancard ordinaire, il peut être introduit dans les voitures ou wagons, au moyen de ses poignées mobiles, à glissement; il peut servir au transport des blessés atteints de fractures des membres inférieurs; enfin, comme on le verra au chapitre IV, il forme une excellente table à opération.

Sur un cadre donnant au brancard sa forme générale, est placé un coussin en cuir, divisé en trois parties mobiles, articulées les unes avec les autres. Des crémaillères, dont le cadre est muni à ses deux extrémités, permettent de former, avec chacune des fractions du coussin, un plan incliné, soit pour la tête, soit dans un autre sens, pour les membres inférieurs, comme le montrent les figures 3 et 4.

(Constructeur, M. Kellner.)

b. Le brancard de première ligne du docteur Mundy.

Le brancard de première ligne du docteur Mundy rappelle par ses dispositions le brancard *Percy*. Des bambous remplacent les hampes en bois de hêtre ou de frêne, et donnent au modèle du docteur Mundy

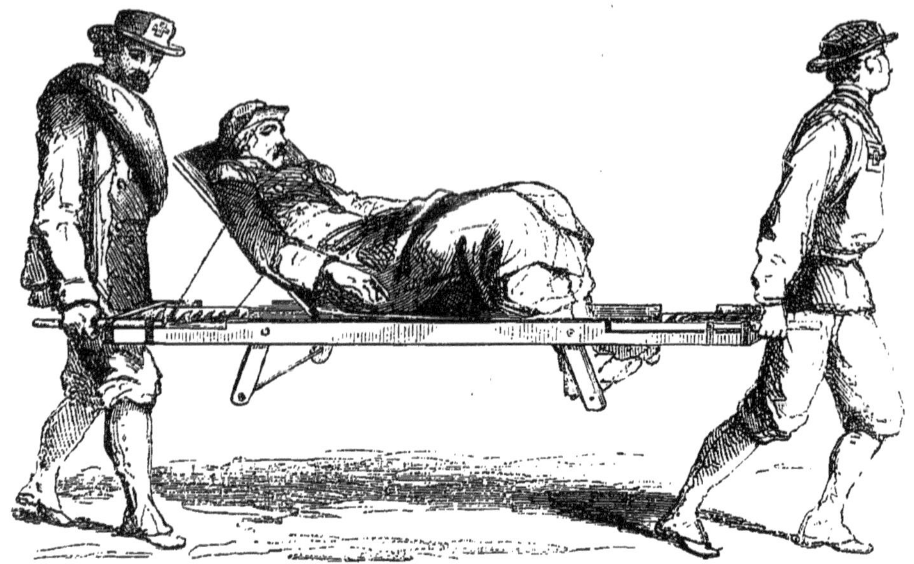

Fig. 4. — Brancard à crémaillères, sur lequel est placé un blessé.

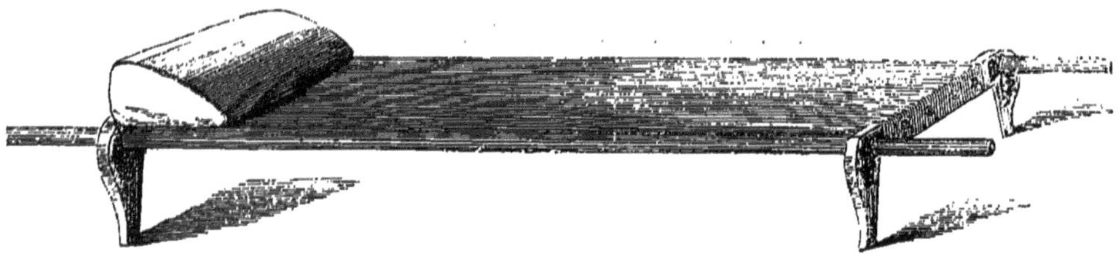

Fig. 5. — Brancard à bambous, ouvert.

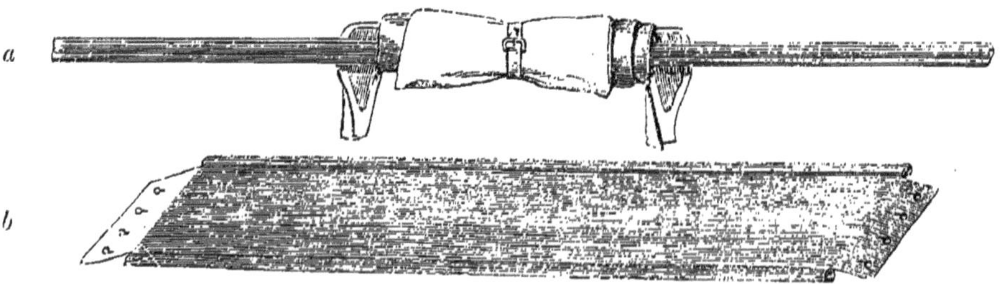

Fig. 6. — *a*. Brancard à bambous plié pour le transport. *b*. La toile du brancard.

une très-grande légèreté (il ne pèse que $4^k,500$). Ce brancard se démonte et se monte rapidement. La toile est mobile et peut être lavée

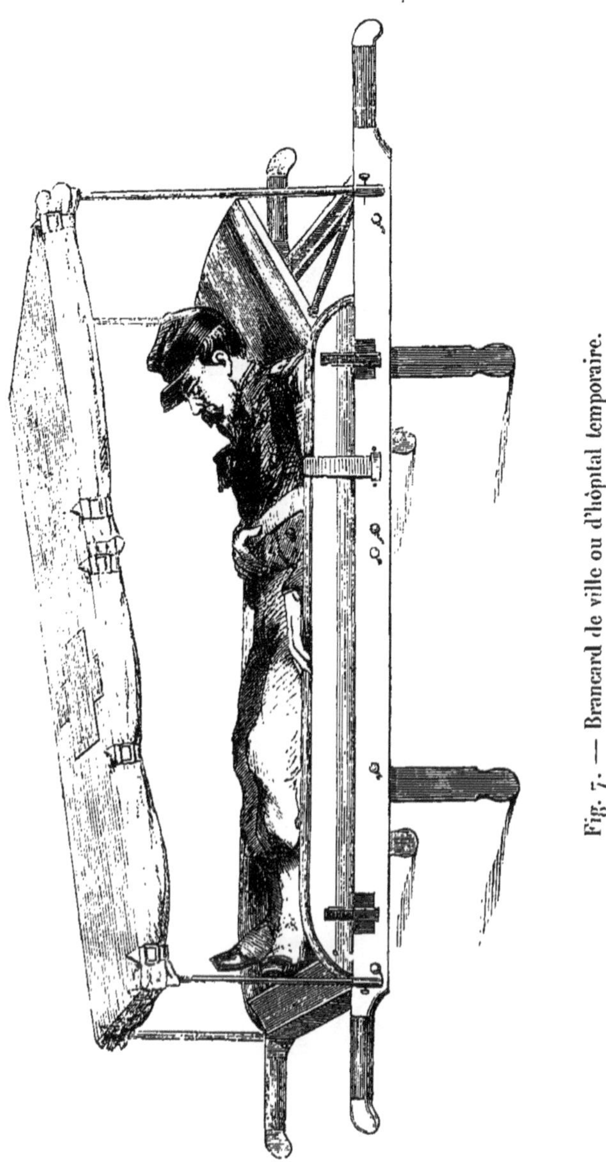

Fig. 7. — Brancard de ville ou d'hôpital temporaire.

ou changée à volonté. On peut craindre la perte d'un des éléments indépendants qui entrent dans la composition de l'appareil.

Les figures 5 et 6 montrent le brancard monté et démonté.

(Constructeur, M. Kellner.)

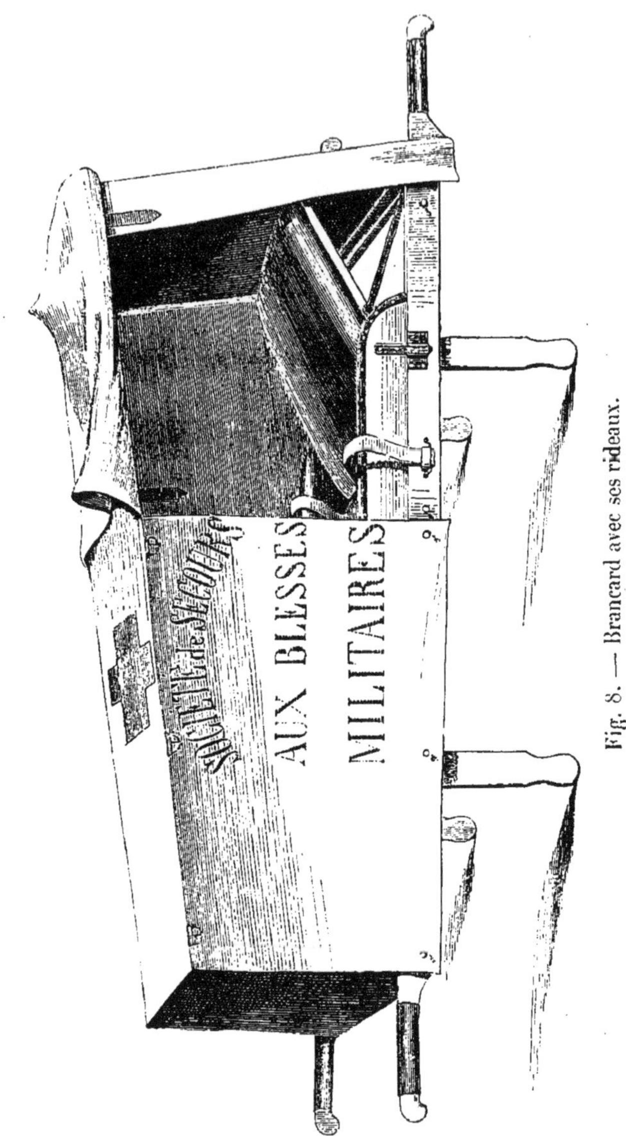

Fig. 8. — Brancard avec ses rideaux.

c. *Le brancard de ville ou d'hôpital temporaire.*

Les figures 7 et 8 font parfaitement comprendre la construction et le fonctionnement de ces brancards, disposés, sur les indications du docteur Mundy, pour le service des hôpitaux temporaires et pour l'intérieur d'une ville.

(Constructeur, M. Kellner.)

3° BRANCARD IMPROVISÉ.

Cette description est empruntée à l'inventeur, M. le comte de Beaufort.

Deux branches d'arbre formant hampes et deux autres formant croix de Saint-André peuvent, avec des cordelettes et une toile, constituer un brancard ou un lit d'ambulance.

Les cordelettes doivent produire des tensions opposées, de manière à donner à l'ensemble toute la rigidité que comporte l'élasticité de la matière employée. (Fig. 9.)

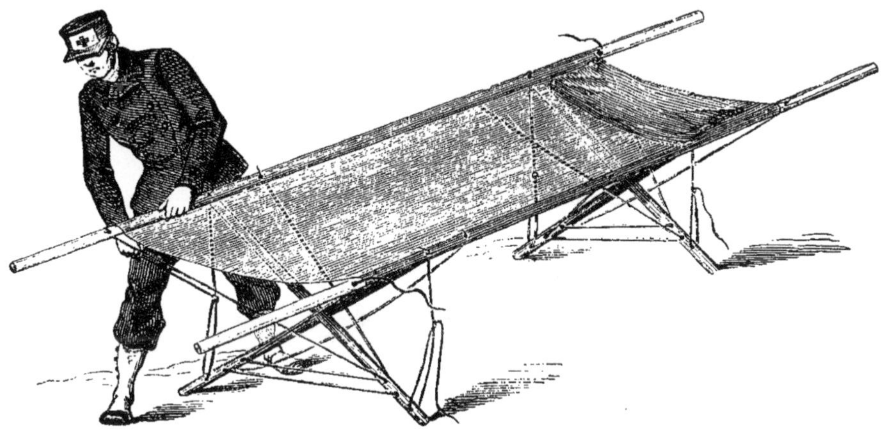

Fig. 9. — Brancard-lit improvisé.

A défaut de toile pour couche, une cordelette jouant librement, comme un lacet, à travers des trous pratiqués dans la longueur des hampes, fait fonction de sommier. Les parties saillantes du corps tendent la cordelette, l'abaissent au point où elles s'appuient, relèvent les autres et se moulent pour ainsi dire sur la couche.

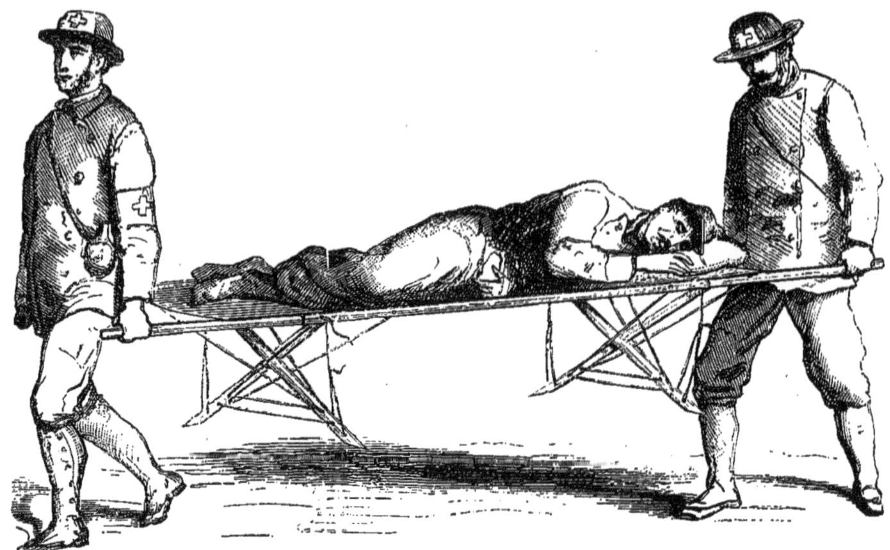

Fig. 10. — Transport d'un blessé sur le brancard improvisé.

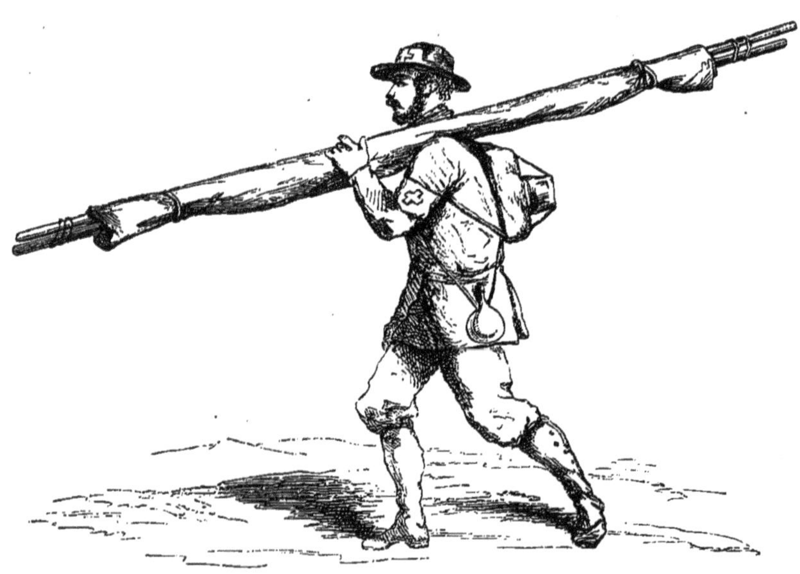

Fig. 11. — Infirmier portant ce brancard (toile roulée sur les hampes).

SUPPORT ÉLASTIQUE.

« L'appareil, dit l'inventeur, M. le comte de Beaufort, se compose d'un cadre placé sur quatre ressorts à boudin, rivés dans les anneaux de quatre chaînes mobiles, fixées elles-mêmes aux angles d'un cadre extérieur formant socle; il offre, de haut en bas, l'élasticité du sommier, et de droite et de gauche, en avant ou en arrière, obéit à la moindre impulsion qu'il reçoit. » (Fig. 12.)

(Constructeur, M. Werber.)

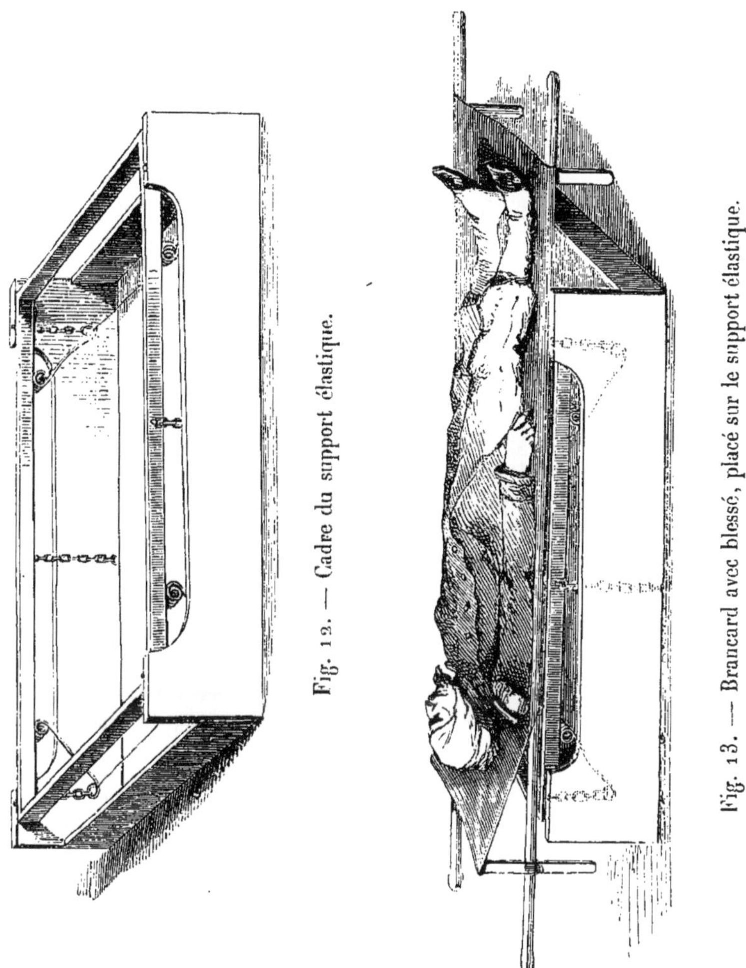

Fig. 12. — Cadre du support élastique.

Fig. 13. — Brancard avec blessé, placé sur le support élastique.

Sur ce cadre est placé un brancard : le blessé qu'on y couche se trouve, en dépit des cahots et des chocs, bercé d'un mouvement aussi doux que celui d'un hamac. Le support élastique admet tous les brancards de champ de bataille; il se place dans toute voiture, comme le

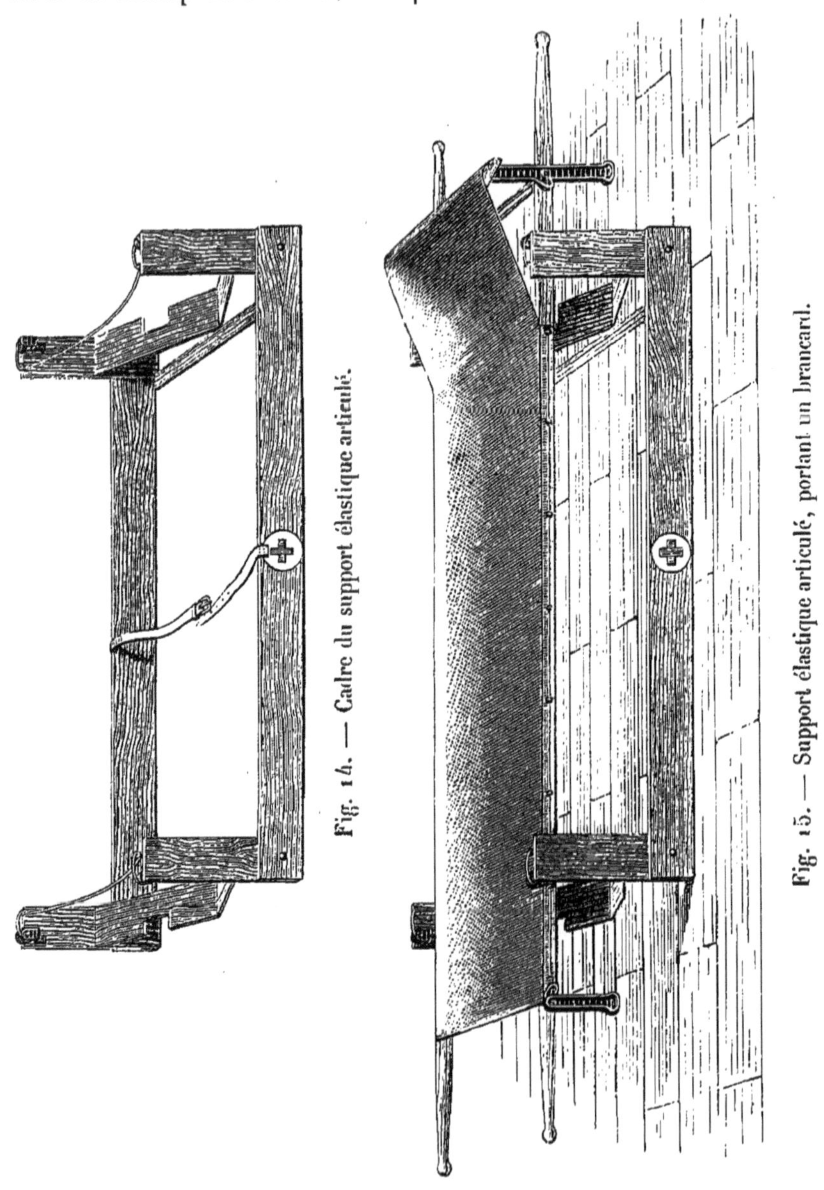

Fig. 14. — Cadre du support élastique articulé.

Fig. 15. — Support élastique articulé, portant un brancard.

moins encombrant des colis; il la transforme, si grossière qu'on la suppose, en une voiture de transport confortable pour les blessés. (Fig. 13, page 17.)

(Constructeur, M. Werber.)

SUPPORT ÉLASTIQUE ARTICULÉ.

Les différentes parties de ce modèle, perfectionné par l'auteur de l'appareil précédemment décrit, étant à charnière, se replient sur

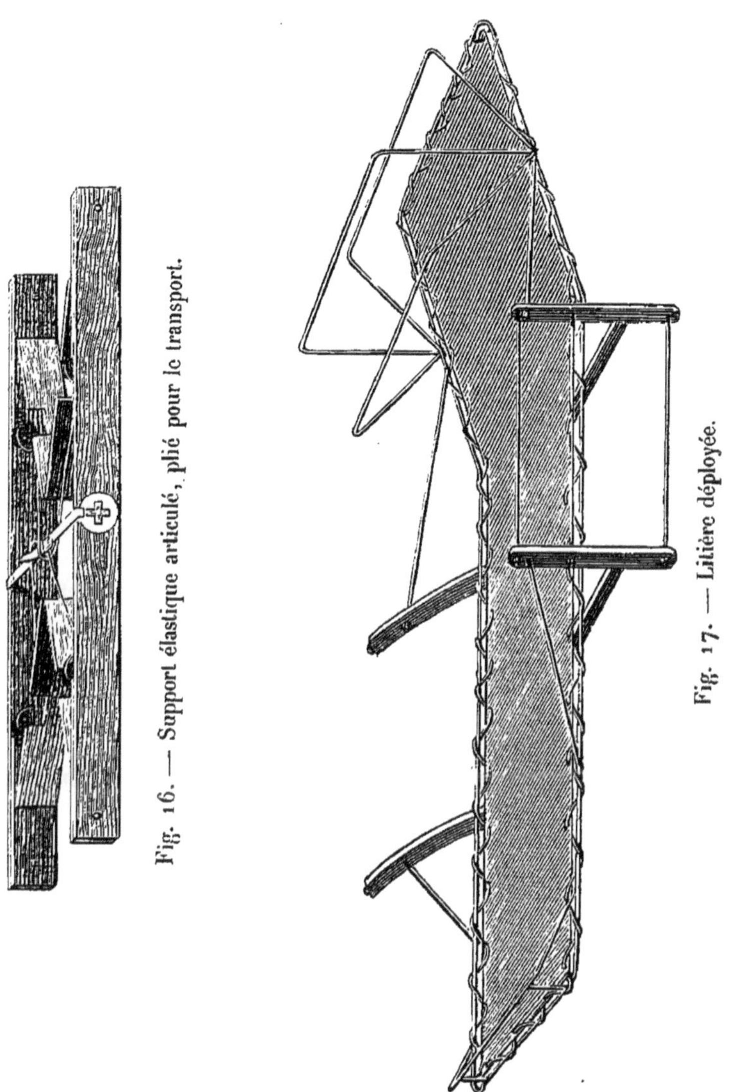

Fig. 16. — Support élastique articulé, plié pour le transport.

Fig. 17. — Litière déployée.

elles-mêmes, de manière à pouvoir être empaquetées facilement, ne formant qu'une ligne droite. Quand ce support est ouvert, il présente quatre montants garnis à leur extrémité supérieure de ressorts pour la suspension du brancard. (Fig. 14, 15 et 16.)

(Constructeur, M. Werber.)

CACOLETS ET LITIÈRES.

Dans certaines circonstances, et dans certains pays, le cacolet et les litières de cacolets peuvent rendre de grands services.

Ce sont là des moyens de transport qui s'imposent, quand tous les autres font défaut. Les blessés et malades n'y trouvent jamais, quelque soin que l'on apporte à la disposition ou à la fabrication de ces appareils, qu'un confortable très-relatif.

La Société a exposé un modèle courant de litière et de cacolet.

La figure 17 (p. 19) représente la litière déployée.

BÂT-CACOLET

POUVANT SERVIR AU TRANSPORT DU MATÉRIEL D'AMBULANCE D'UN BATAILLON EN MARCHE ET DES BLESSÉS SUR LE CHAMP DE BATAILLE.

(Présenté par M. Houzé de l'Aulnoit, vice-président du Comité de Lille de la Société française de secours aux blessés.)

Le bât et les crochets dont nous donnons ici le dessin ont servi au transport du matériel d'ambulance des mobilisés de l'armée du Nord, pendant la guerre de 1870-1871. Ils ont été présentés au Comité de Lille par M. Houzé de l'Aulnoit et adoptés, en 1871, par ce Comité, à cause de leur légèreté et de leur force. Ils peuvent, sur le champ de bataille, être transformés en cacolets et servir à transporter des blessés jusqu'aux ambulances.

1° *Le bât formant cacolet :*

Les crochets ont été empruntés aux pliants en bois ou aux chaises de jardins, dont le siège, composé de six barrettes en bois, peut se replier contre le dossier.

De ce dossier on n'a conservé que deux barres verticales reliées supérieurement par une barre transversale.

Deux crampons en fer maintiennent fixés ces crochets contre le bât.

Pour permettre au malade de trouver un point d'appui, on a placé une tige en fer, à pivot, susceptible de se relever et de recevoir une lanière de cuir qu'on peut attacher au crampon supérieur.

Une autre lanière pourrait être abaissée de la partie antérieure pour soutenir les pieds.

2° *Le bât servant au transport du matériel d'ambulance :*

Sur chacun de ces crochets, on place, lorsque la colonne est en marche, les caisses d'ambulance, et on les immobilise à l'aide de deux courroies.

Ce matériel est protégé, en cas de pluie, par une enveloppe imperméable portant une croix rouge, sur chaque côté.

Le bât et les crochets avec les courroies, les guides et le mors, reviennent à 55 francs environ.

La figure 18 fait comprendre, dans tous ses détails, le mécanisme de ce cacolet élémentaire.

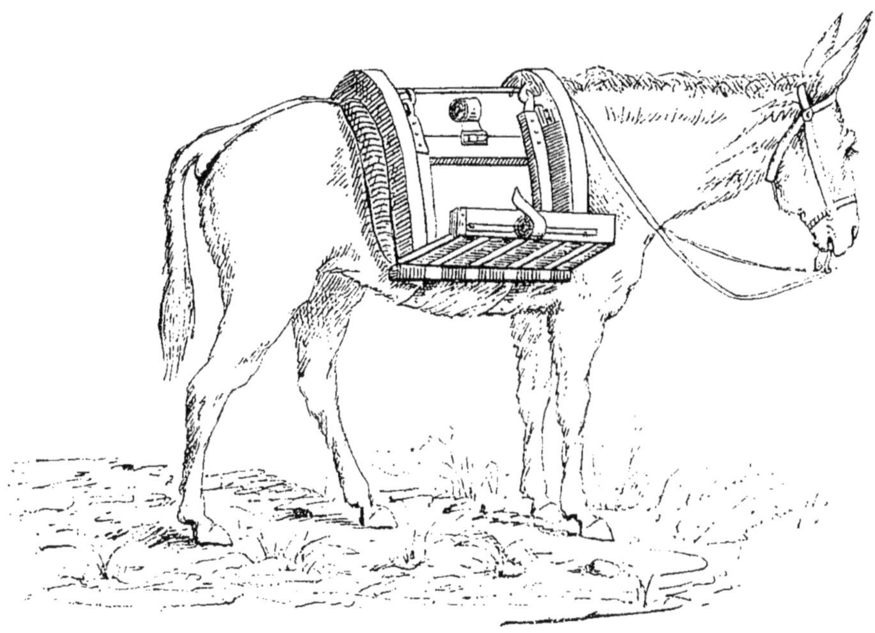

Fig. 18. — Bât pouvant être transformé en cacolet, pour transport des blessés, d'après les indications de M. Houzé de l'Aulnoit.

Pour le transport des malades, ce modèle représente un cacolet improvisé : c'est à ce titre que M. Houzé de l'Aulnoit l'a soumis à l'appréciation de la Société.

MATÉRIEL ROULANT.

VOITURES.

Sous le hangar, et sous les tentes (fig. 1, nos 8 et 9 de la légende), la Société a exposé des voitures pour le transport des blessés et pour le transport du matériel.

Ces voitures comprennent les modèles suivants :

Une voiture type pour six blessés couchés;

Un fourgon d'ambulance pouvant être transformé en voiture pour quatre blessés couchés;

Une voiture à deux roues pour quatre blessés couchés;

Une voiture avec le treuil et le chariot-rail de M. de Beaufort;

Une voiture à treuil (système de M. Kellner);

Une voiture dite articulée;

La voiture-cadre-tente du Dr Olive;

Un fourgon de chirurgie et de pharmacie (nouveau modèle);

Une voiture-cuisine (type);

Une grande fourragère transformée pour le transport des blessés;

Une charrette ordinaire portant un brancard suspendu au moyen de ressorts.

VOITURES POUR TRANSPORT DES BLESSÉS.

1° SPÉCIMEN DES VOITURES CONSTRUITES PAR LA SOCIÉTÉ EN 1870.

Dans son exposition, la Société a placé un modèle des voitures construites par elle en 1870. Ce spécimen établit ce que la Société française avait déjà, à cette époque, apporté d'améliorations aux moyens de transport des blessés. La comparaison entre les voitures construites alors par la Compagnie générale des omnibus (système de MM. Ellissen et Geibel), par MM. Binder, Kellner, et le type actuel (fig. 21 et 22), montrerait forcément l'application de plus d'une idée commune.

La voiture portant le numéro 61 (fig. 19) représente un modèle de voiture pour blessés couchés. La voiture portant le numéro 71 (fig. 20) était destinée au transport des blessés assis.

A l'Exposition, le modèle ancien était représenté par la voiture portant le n° 13, exactement semblable aux n°s 61 et 71, sauf l'addition du treuil (système de M. Kellner) décrit plus loin (p. 32, et fig. 92).

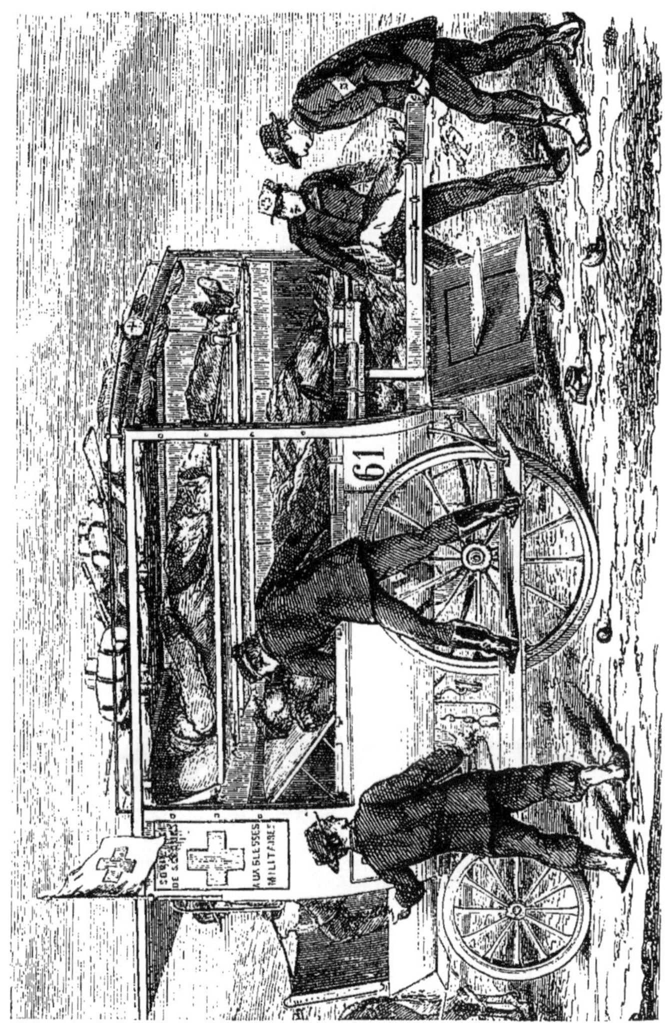

Fig. 19. — Voiture et brancards de la Société française de secours aux blessés militaires (modèles de 1870). — Transport des blessés couchés.

Ces voitures avaient été construites sur les indications du docteur Mundy. Diverses modifications, divers perfectionnements y ont été introduits.

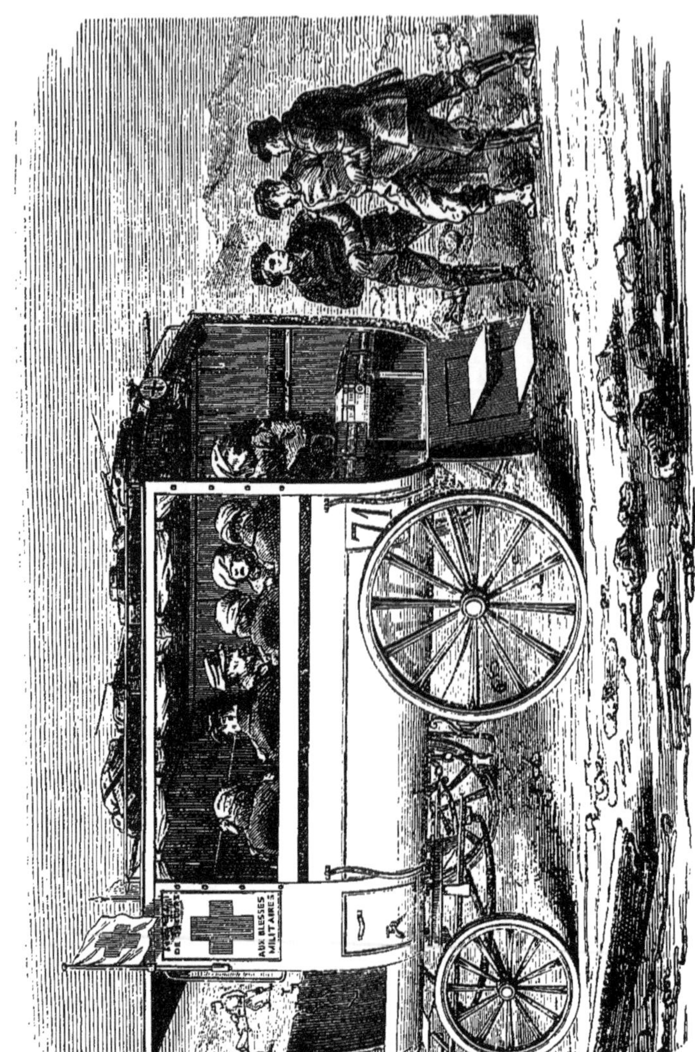

Fig. 20. — Voiture de la Société française de secours aux blessés militaires (modèle de 1870). — Transport des blessés assis.

2° VOITURE TYPE POUR SIX BLESSÉS COUCHÉS OU QUATORZE BLESSÉS ASSIS.

Cette voiture se compose d'une caisse de 2^{m},52 de longueur, de 1^{m},63 de hauteur et de 1^{m},50 de largeur, montée sur quatre roues et suspendue par six ressorts. — Elle est divisée en deux parties : la partie d'avant renferme une banquette sur laquelle le conducteur et deux personnes peuvent prendre place; cette banquette est mobile, pour faciliter la manœuvre du chargement.

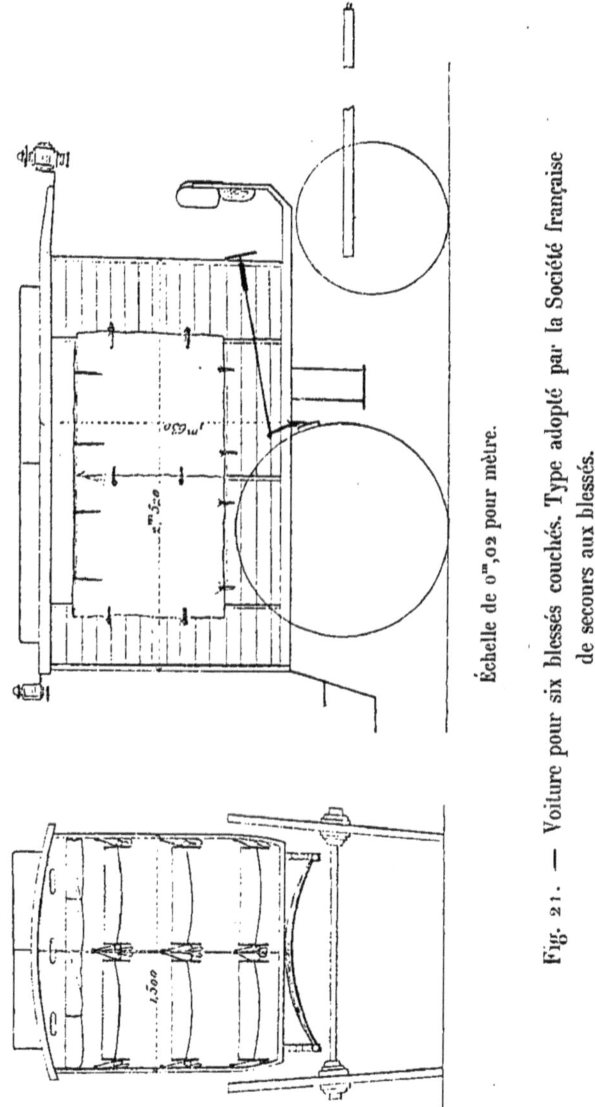

Échelle de $0^{m},02$ pour mètre.

Fig. 21. — Voiture pour six blessés couchés. Type adopté par la Société française de secours aux blessés.

La disposition intérieure de la deuxième partie de la caisse permet de placer les blessés couchés sur trois étages. (Fig. 21.)

Ces deux parties de la caisse ne sont plus séparées par une cloison, comme dans les anciens modèles. Aussi un infirmier, placé sur l'avant de la voiture, peut-il aider au chargement des brancards.

Les brancards sont suspendus par des courroies et y sont placés à bras d'hommes. Une disposition très-simple empêche le mouvement de va-et-vient dans le sens de la traction et toute oscillation latérale des brancards.

La manœuvre pour le chargement de l'étage supérieur ne s'effectue peut-être pas absolument sans quelques difficultés. Hâtons-nous de dire que cet étage n'est généralement utilisé que pour le transport des blessés dans les villes, et que sur le champ de bataille, la voiture ne porte le plus ordinairement que quatre blessés couchés. L'introduction des brancards inférieurs est facilitée par quatre bandes de tôle fixées sur le plancher de la voiture, et sur lesquelles s'opère le glissement.

Mais cette voiture présente deux conditions essentielles pour le service de guerre, à savoir : la très-grande simplicité des organes qui servent à la suspension des brancards, et l'absence de tout mécanisme susceptible de se déranger ou d'être perdu. Attachant une importance toute spéciale à ces dispositions, la Société française de secours aux blessés a adopté cette voiture et en a fait un de ses types.

Deux banquettes sont fixées sur les parois latérales intérieures de la voiture et peuvent très-facilement être placées de façon à recevoir chacune six ou sept blessés assis.

L'avant, l'arrière et les baies des côtés de cette voiture sont fermés par des rideaux doubles en toile.

Le marchepied de l'arrière, formé de deux palettes articulées, se relève et vient compléter la fermeture de la partie inférieure de l'arrière de la voiture et la protéger contre les coups de timons des voitures qui suivent.

Enfin, sous le plancher, se trouvent deux coffres destinés à recevoir divers objets et agrès; sur le devant de la voiture, au-dessus du tablier, est placé un réservoir à deux compartiments, renfermant l'un de l'eau et l'autre de l'eau-de-vie.

La toiture de la voiture porte une galerie destinée à recevoir l'armement et l'équipement des blessés.

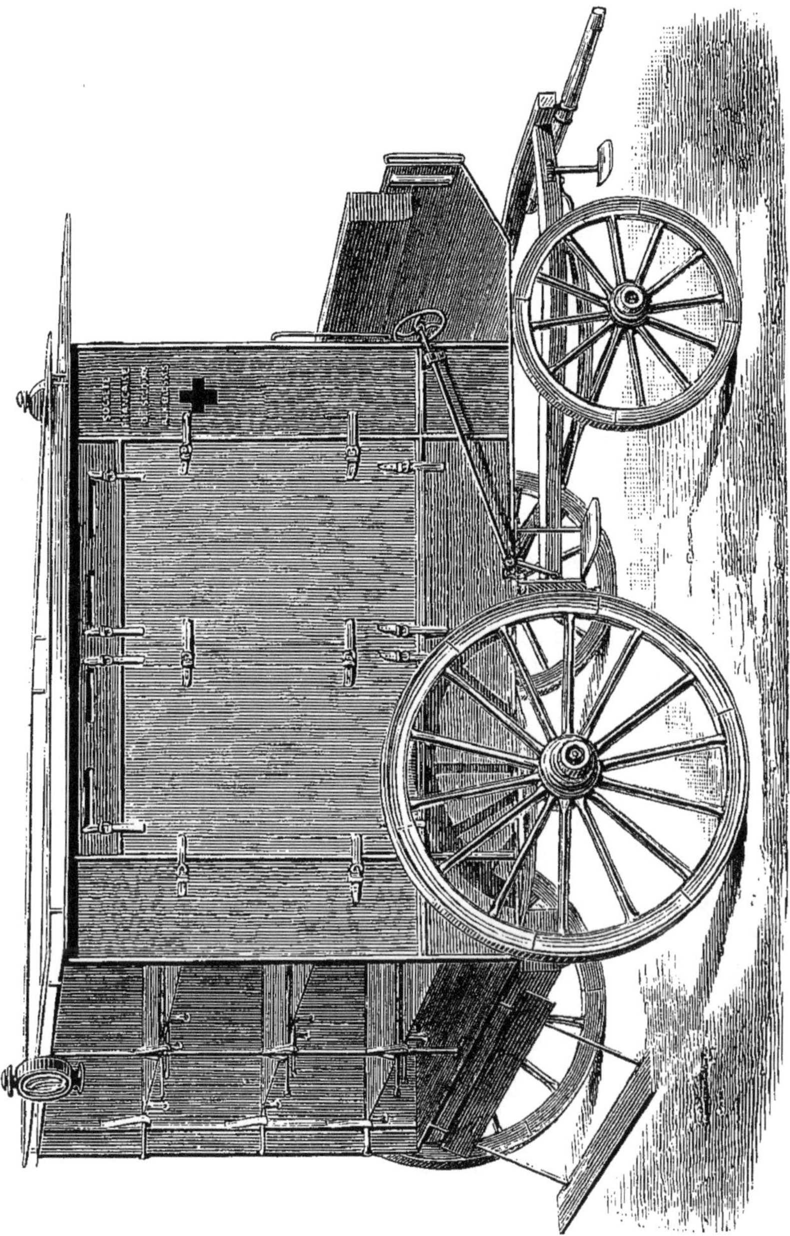

Fig. 22. — Voiture type à six blessés couchés. Disposition et moyens d'attache des brancards en arrière. Face latérale et fermeture.

Cette voiture est munie d'un frein, des appareils d'éclairage nécessaires, d'une pelle et d'une pioche. (Fig. 22.)

Prix de cette voiture : 1,985 francs.

(Constructeur de la voiture exposée, M. Colas.)

Il serait désirable que les voitures de la Société (voitures pour le transport des blessés ou du matériel) eussent toutes même caisse, même train, même voie. Elles ne différeront plus alors que par l'aménagement intérieur, la force des ressorts, etc. Extérieurement, elles présenteront le même aspect, et un type uniforme qui signalera le matériel de la Société.

FOURGON D'AMBULANCE

POUVANT ÊTRE TRANSFORMÉ EN VOITURE POUR BLESSÉS ASSIS OU COUCHÉS.

Cette voiture se compose d'une caisse de 2^{m},72 de longueur, de 1^{m},45 de hauteur, et de 1^{m},50 de largeur, montée sur quatre roues et suspendue par six ressorts.

Elle est divisée en deux parties : celle d'avant renferme une banquette fixe, sur laquelle se placent le conducteur et deux personnes. La partie d'arrière renferme deux banquettes mobiles qui se rabattent contre les faces latérales de la voiture, de façon, lorsqu'elles ne reçoivent pas de blessés assis, à laisser disponible tout l'intérieur de la voiture pour placer les brancards destinés aux blessés couchés; dans ce dernier cas, des ressorts transversaux, fixés aux parois de la voiture, reçoivent les extrémités des brancards qui se trouvent placés deux à deux, sur deux étages. Ces ressorts sont formés d'une lame d'acier arquée, à convexité supérieure, placée entre deux courroies de cuir très-fortes qui s'attachent à droite et à gauche de la voiture. On a ainsi tous les avantages de l'élasticité d'un ressort en acier, sans avoir à craindre les dangers d'une rupture, puisque, en cas d'accident, la courroie de cuir supporte toujours les brancards.

La voiture s'ouvre entièrement par derrière, par une porte à deux battants. En outre, elle présente, sur chacune de ses deux faces latérales, une large porte s'ouvrant à glissement, à la manière des portes de wagons à marchandises. Ces portes servent à charger et décharger la voiture et à faciliter l'introduction et la sortie des brancards, quand elle est utilisée pour le transport des blessés. Une fenêtre, pourvue de mantelet et rideaux, est disposée dans la partie supérieure de cette porte.

A l'intérieur de la caisse, ont été disposées latéralement des tablettes mobiles, pouvant recevoir les objets d'équipement ou de pansement.

Prix du fourgon : 1,500 francs.

(Constructeur, M. Colas.)

VOITURE À DEUX ROUES

POUR QUATRE BLESSÉS COUCHÉS.

Cette voiture se compose d'une caisse de 2m,50 de longueur, de 1m,28 de hauteur et de 1m,40 de largeur, montée sur deux roues et suspendue sur trois ressorts.

Le train de cette voiture, complètement indépendant de la caisse, ne lui communique pas les mouvements que le cheval imprime aux brancards ; par suite, elle reste uniquement soumise au jeu des ressorts.

La caisse de cette voiture est divisée en deux parties : celle d'avant renferme une banquette sur laquelle il y a place pour le conducteur et deux personnes. Cette banquette est mobile, pour faciliter la manœuvre du chargement.

La disposition intérieure de la seconde partie permet de placer quatre blessés couchés, deux par étage (fig. 23).

Les brancards sont suspendus par des courroies; ils sont placés à bras d'hommes, exactement comme dans la voiture à six blessés. L'avant et l'arrière de cette voiture sont fermés par des rideaux simples en toile, et les baies des côtés par des rideaux doubles.

Le marchepied de l'arrière, formé de palettes articulées, se relève et vient compléter la fermeture de la partie inférieure de l'arrière de la voiture et la protéger contre les coups de timons.

Enfin, sous le plancher, se trouve placé un coffre divisé en deux compartiments pour recevoir divers objets et agrès. — Sur le devant de la voiture, au-dessus du tablier, est disposé un réservoir renfermant de l'eau et de l'eau-de-vie.

La toiture de la voiture porte une galerie destinée à recevoir l'armement et l'équipement des blessés.

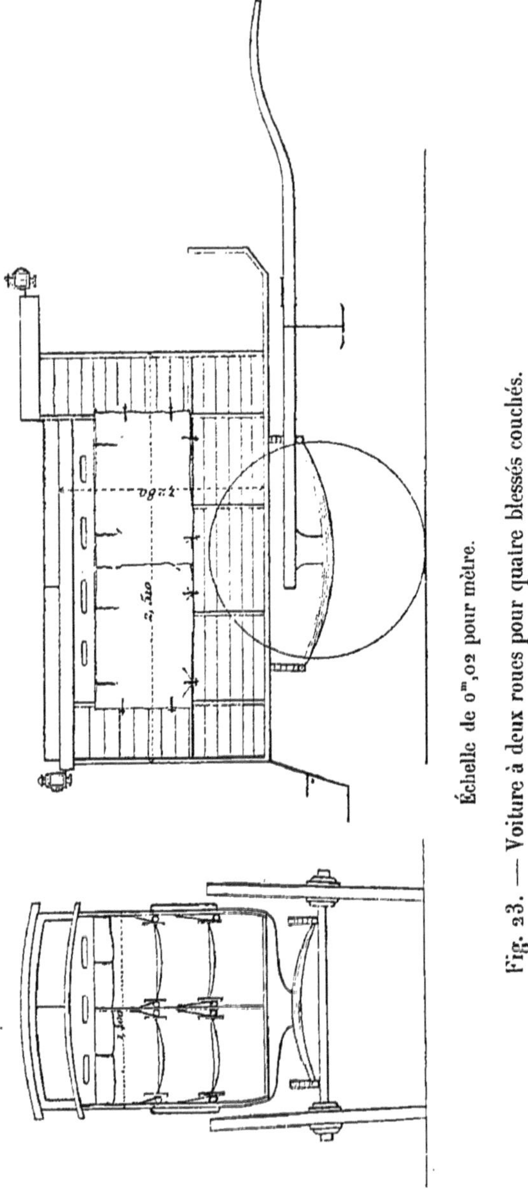

Échelle de $0^{m},02$ pour mètre.

Fig. 23. — Voiture à deux roues pour quatre blessés couchés.

Cette voiture est munie d'un frein, des appareils d'éclairage nécessaires, d'une pelle et d'une pioche.

Prix de cette voiture : 1,600 francs.

(Constructeur, M. Colas.)

La Société, après avoir longtemps repoussé les voitures à deux roues, pour le transport des blessés, a reconnu que, dans certaines conditions de routes et de localités, une voiture de ce genre peut rendre de très-grands services, et il n'est pas douteux qu'elle n'admette parmi ses types un véhicule incontestablement moins parfait, mais dont la nécessité est démontrée. Cette conviction nous a fait placer, peut-être un peu prématurément, ce modèle dans cette catégorie.

3° AUTRES MODÈLES EXPOSÉS.

VOITURE AVEC LE TREUIL ET LE CHARIOT-RAIL
DE M. LE COMTE DE BEAUFORT,

« Le treuil se compose d'un rouleau à cliquet, de deux poulies avec leurs attaches et d'une corde de traction. Il est d'une construction tellement simple qu'il peut être réparé, confectionné même partout. Le cliquet seul est du ressort de la mécanique, et il n'est pas indispensable; les brancardiers chargés d'accrocher le brancard pouvant en tenir les poignées pendant l'ascension de l'appareil, il n'a pour objet que de préserver le blessé des conséquences d'une maladresse. Ce système si élémentaire, n'occasionnant qu'une dépense insignifiante et ne prenant pas de place utile, pourrait être établi dans toutes les voitures d'ambulance, en raison des grands avantages qu'il présente. »

CHARIOT-RAIL.

« Le chariot est une espèce de boîte sans couvercle, longue et étroite; les parois n'ont qu'une élévation de quelques centimètres : il est monté sur trois galets, celui du centre ayant des rebords qui embrassent les parois d'un rail fixé sur le plancher de la voiture, dans le sens de la longueur.

« Dès que les pieds d'un brancard chargé d'un malade sont placés dans le chariot-rail à l'entrée de la voiture, une seule personne suffit pour l'y introduire complètement, car il est converti, pour ainsi dire, en un véhicule à deux roues. Du reste, un brancard sans pieds se trouve dans les mêmes conditions de chargement, son poids suffisant pour faire fonctionner le chariot-rail. »

La figure 24 fait comprendre la disposition, le mécanisme et l'usage du treuil et du chariot-rail.

(Constructeurs du treuil et du chariot : M. Werber et M. Azéma.)

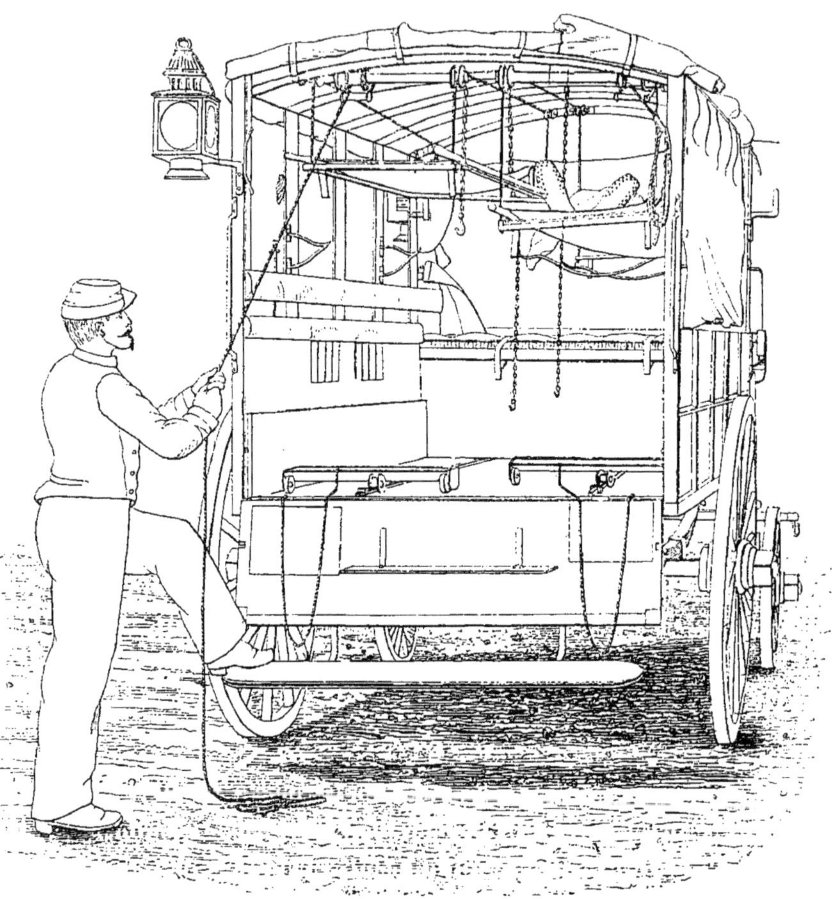

Fig. 24. — Voiture avec le treuil et le chariot-rail de M. de Beaufort.

VOITURE À TREUIL.

(Système et description de M. Kellner.)

« Cette voiture a la même caisse et le même aspect que les modèles représentés dans les figures 19 et 20. Elle en diffère en deux points :

1° la paroi latérale est entièrement fixe (elle ne se rabat plus en partie pour former un long marchepied, devenu inutile dans ce système); 2° la voiture est pourvue de deux appareils (un *chariot* et un *treuil*), servant à l'introduction et à l'élévation des brancards.

La voiture est munie de deux chariots à roulettes s'engageant dans une rainure qui traverse le plancher. Les pieds de devant du brancard étant placés sur le chariot, il suffit de pousser légèrement, d'arrière en avant, pour faire avancer sans la moindre secousse le brancard jusqu'au fond de la voiture. On élève ensuite ce brancard au moyen du treuil, et la même opération se répète pour l'introduction des autres brancards.

Le treuil consiste en un arbre de transmission en communication avec un arbre transversal, sur lequel s'enroulent les courroies destinées à l'élévation des brancards. Les traverses qui supportent les brancards chargés de blessés étant descendues sur le plancher de la voiture, on élève, au moyen de la manivelle extérieure, un premier rang de brancards à la hauteur voulue. On accroche au-dessous un second rang de brancards, que l'on élève encore au moyen du treuil. Les blessés ne ressentent aucune secousse pendant ces manœuvres : les deux brancards du même rang étant doucement et horizontalement élevés par l'action simultanée des quatre courroies (fig. 92, p. 156).

Les distances sont calculées pour pouvoir placer deux autres brancards au-dessous du second rang. On peut donc transporter six blessés couchés dans cette voiture. Elle peut également être utilisée comme omnibus : elle transporte alors dix hommes assis.

Les deux mécanismes : chariot et treuil, peuvent être appliqués à toutes les voitures d'ambulance. Prix de cette voiture : 2,300 francs, dont 500 francs environ pour le treuil et les chariots. »

(Constructeur, M. Kellner.)

VOITURE ARTICULÉE

POUR SIX BLESSÉS COUCHÉS, OU DOUZE BLESSÉS ASSIS.

La nouvelle voiture désignée sous ce nom a été construite, de même que le fourgon de chirurgie et de pharmacie, sur les indications d'un médecin militaire, membre du Conseil de la Société de secours aux blessés.

Cette voiture ne diffère de la *voiture à six blessés couchés* que par le système d'élévation des brancards des étages moyen et supérieur. Le

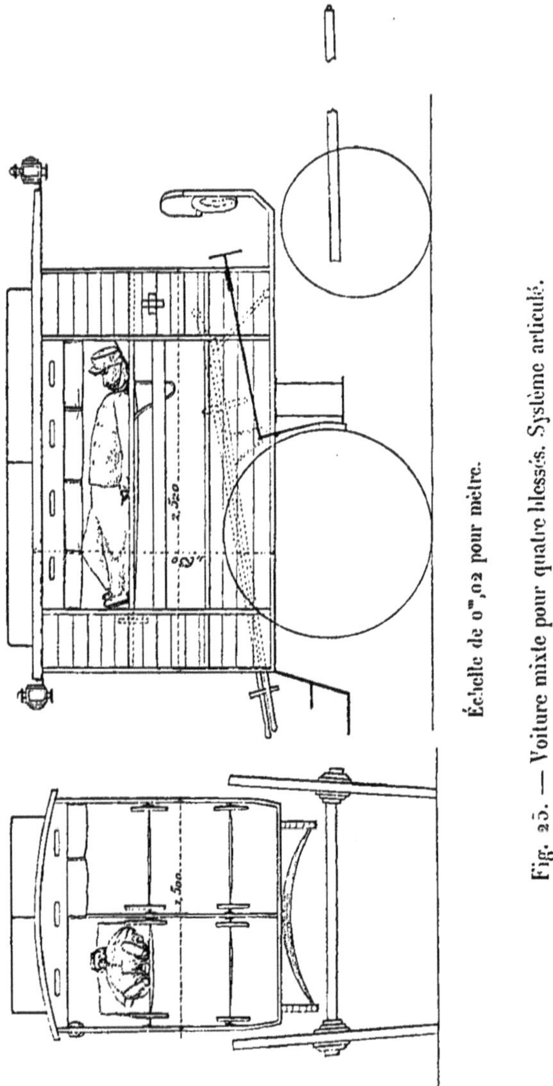

Échelle de $0^m,02$ pour mètre.

Fig. 25. — Voiture mixte pour quatre blessés. Système articulé.

train et la caisse sont les mêmes, mais le mécanisme intérieur pour l'élévation et le soutien des brancards est complètement différent. (Fig. 25.)

La voiture peut servir à transporter *quatre blessés couchés* ou *douze blessés assis*. Elle peut encore donner place à deux blessés couchés d'un côté, et à six blessés assis de l'autre. L'idée du mécanisme de cette voiture a été inspirée par l'étude de la *voiture Danoise*, exposée à Bruxelles, en 1876.

Comme dans la *voiture Danoise*, les deux brancards inférieurs reposent sur le plancher et ne doivent être chargés qu'après les brancards supérieurs. Comme dans la *voiture Danoise*, le brancard supérieur est placé sur un cadre mobile articulé, qui s'abaisse pour recevoir le brancard, et se relève, comme un parallélogramme articulé, pour se fixer à la hauteur voulue. Mais, dans la *voiture Danoise*, le cadre s'abaisse parallèlement au plancher et reste toujours trop élevé pour permettre l'introduction facile du brancard, et comme la voiture est fermée en avant, les infirmiers ne peuvent soulever le blessé que par l'extrémité postérieure du cadre, ce qui est extrêmement difficile. Dans la nouvelle voiture, ouverte de tous côtés, et surtout en avant, le cadre s'abaisse obliquement en arrière, et son extrémité postérieure vient presque toucher le plancher de la caisse, pour recevoir, dans deux rails en fer, les deux hampes du brancard, qu'un seul infirmier commence à pousser. Alors, le second infirmier, placé sur le siège du cocher, saisit les deux extrémités antérieures du brancard, qu'il engage complètement sur les rails; à partir de ce moment, et sans grands efforts, les deux infirmiers élèvent le blessé jusqu'à la place qu'il doit occuper, et fixent le cadre dans les tenons qui le retiennent. Pendant que l'on fait ainsi fonctionner le châssis articulé, les mouvements du brancard se trouvent soumis à une direction déterminée, mais il n'y a plus de ces efforts et de ces tâtonnements qui impriment des secousses pénibles et préjudiciables aux blessés.

Ces cadres sont disposés de façon qu'ils n'empêchent pas l'adaptation de deux banquettes latérales mobiles, pour douze blessés assis (fig. 26 et 27). Cette disposition n'existe pas dans la *voiture Danoise*, qui ne peut contenir que quatre blessés couchés.

Les avantages de cette voiture sur la *voiture Danoise* sont les suivants :

1° Facilité et rapidité plus grande dans le chargement des brancards supérieurs;

2° Possibilité de transporter douze blessés assis.

Cette description, cet énoncé des divers perfectionnements apportés

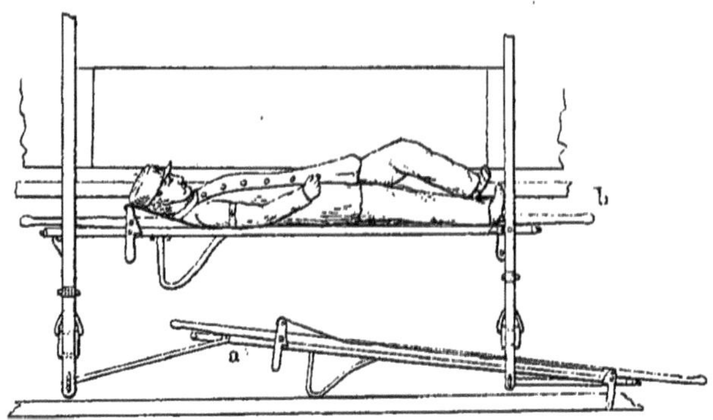

Fig. 26. — *a.* Brancard placé sur le plan incliné. *b.* Brancard chargé et élevé à sa place.

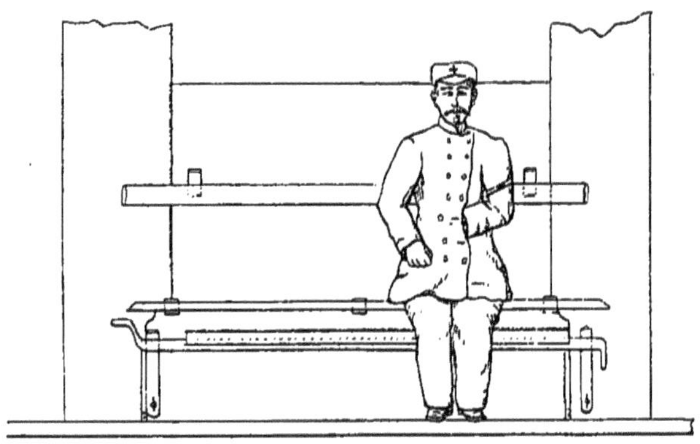

Fig 27. — Le même mécanisme disposé pour recevoir les blessés assis.

par notre collègue à la *voiture Danoise*, doivent être complétés par quelques détails techniques, que nous allons rapidement indiquer :

Des rideaux doubles en toile ferment l'avant, l'arrière et les faces latérales de la voiture.

Le marchepied de l'arrière présente les mêmes dispositions que dans la voiture type à six blessés couchés.

La voiture contient un réservoir à eau au-dessus du tablier, des coffres pour ustensiles et agrès. La toiture présente une galerie pour recevoir les armes et l'équipement des blessés.

Freins, lanternes, pelle, pioche,... comme dans les nouveaux modèles précédemment décrits.

Le poids de la voiture vide est de 1,071 kilogrammes. La largeur de la voie est de 1^{m},700. Le diamètre des roues de devant est de 0^{m},954, celui des roues de derrière est de 1,454. Prix : 2,800 francs.

(Constructeur, M. Colas.)

VOITURE-CADRE DU DOCTEUR OLIVE.

La voiture-cadre du Dr Olive, président du Comité de Marseille, est formée par quatre montants, brisés vers le milieu, ce qui

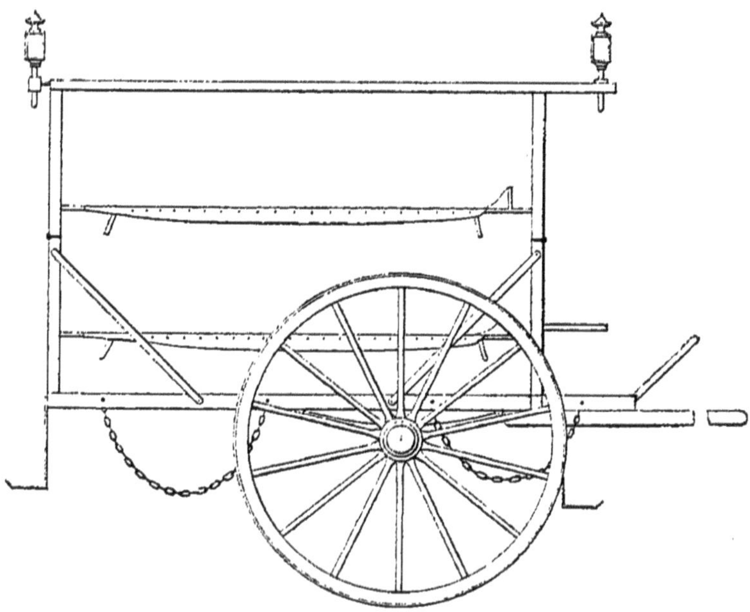

Fig. 28. — Voiture-cadre montée et disposée pour le transport des blessés. Elle est figurée sans toile ni rideaux, pour la démonstration.

permet de rabattre le plafond sur le plancher de la voiture. Cette voiture est à ressorts. Elle est montée sur deux roues, qui s'enlèvent à volonté. Le siège est disposé de manière à se replier. Les brancards ou bras de la voiture peuvent être détachés et placés sous la caisse. Ainsi pliée et fermée, cette voiture ne forme plus qu'un colis de 30 centimètres de hauteur, deux caissons compris (fig. 29). Un fourgon de la Société peut transporter deux de ces voitures pliées et cinq cadres-voitures sans roues. Un wagon peut contenir de seize à vingt cadres pliés et trois cadres montés pour recevoir de douze à dix-huit blessés sur des brancards.

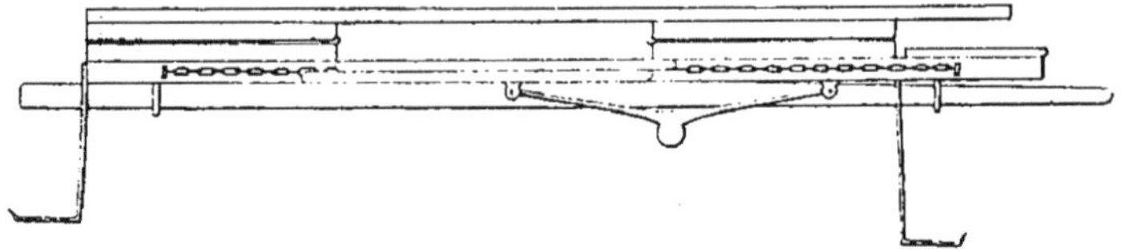

Fig. 29. — Voiture-cadre pliée et disposée pour être portée dans une voiture ou dans un wagon.

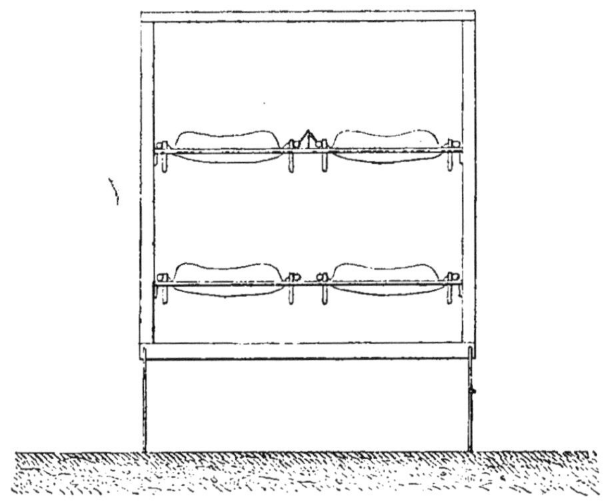

Fig. 30. — Une des extrémités du cadre sans roues, disposé pour recevoir des blessés, dans un hôpital instantané ou dans un wagon de chemin de fer.

La voiture-cadre est munie de ressorts transversaux, adaptés aux montants. Ces ressorts reçoivent quatre brancards. Chaque voiture-cadre peut donc transporter quatre blessés couchés et un blessé assis placé à côté du cocher, sur le siège (fig. 28). Elle est entourée de toiles imperméables, qui, étendues d'un cadre à l'autre, servent à former une tente, dont la description et le dessin seront donnés au chapitre III. Le poids de la voiture vide est de 350 kilogrammes. Elle revient à environ 900 francs, et chaque cadre à 600 francs.

Le Dr Olive fait construire sur le même modèle des cadres exactement semblables à cette voiture, mais sans roues (fig. 29 et 30), et qui sont destinés à recevoir des blessés, sur des brancards, soit pour le transport dans un wagon de chemin de fer, soit pour former un hôpital instantané, comme on verra plus loin (p. 118 à 122).

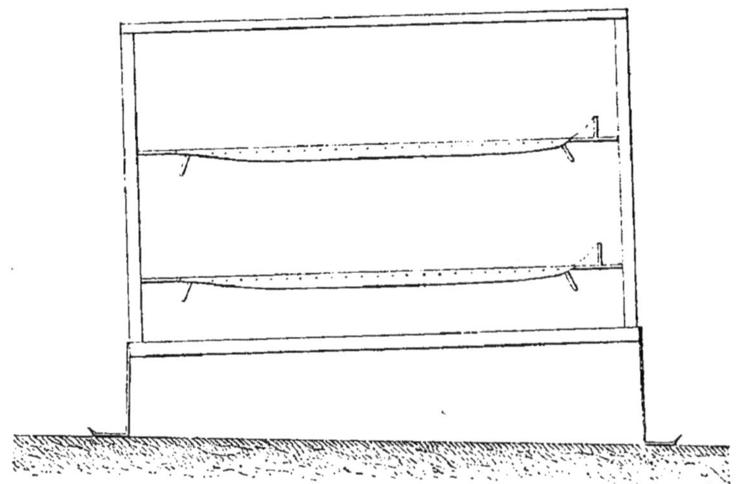

Fig. 31. — Face latérale du même cadre.

IMPROVISATIONS

ET APPROPRIATIONS DES VOITURES ORDINAIRES POUR LE SERVICE DES BLESSÉS.

FOURRAGÈRE OU CHARRETTE

APPROPRIÉE AU TRANSPORT DES BLESSÉS.

On aura beau préparer un nombreux matériel de voitures spéciales, jamais ce matériel ne suffira aux besoins immenses créés par la guerre.

Il faudra toujours recourir au procédé simple, pratique, de l'appropriation des *voitures ordinaires* à ce service.

Les voitures de toutes sortes, usitées dans chaque pays, dans chaque localité, peuvent aisément être utilisées pour le transport des blessés, si une étude préalable a indiqué les moyens et fourni les éléments de cette transformation.

Tous les chirurgiens savent qu'une couche de paille étendue dans le fond d'une charrette, qu'un lit de foin constituent un moyen fort simple, et qui n'est pas toujours le plus mauvais, pour transporter un blessé à une certaine distance.

On peut réaliser un mode de transport un peu moins élémentaire en substituant à l'élasticité d'une couche de paille l'élasticité d'un appareil à ressorts métalliques.

C'est ainsi, par exemple, que le support élastique de M. de Beaufort, que nous avons décrit ci-dessus (pages 16 à 20), peut convenir pour le transport des blessés dans des wagons à marchandises, dont les ressorts, calculés pour des charges considérables, ne fonctionnent pas sous le poids de quelques blessés. Dans ces conditions, le wagon à marchandises peut être considéré comme voiture non suspendue, et il est indispensable de protéger, par un appareil de suspension convenable, les blessés contre les chocs et les secousses qui peuvent se produire pendant la marche.

On peut encore obtenir un mode de suspension aussi parfait que facile à réaliser, au moyen des ressorts proposés par le Dr Léon Lefort, en 1872. Ces ressorts sont fixés, par en haut, au moyen d'une tringle formant crochet, aux parois du wagon, et ils reçoivent, par en bas, la hampe du brancard. M. de Beaufort a, depuis, étendu à la suspension des brancards dans les véhicules de toute espèce le principe du ressort, et l'a appliqué, d'après le modèle suivant, arrangé par M. Werber :

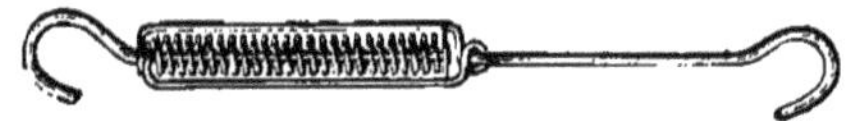

Fig. 32. — Ressort avec ses crochets, pour la suspension des brancards.

S'agit-il d'une charrette étroite? on ne pourra y transporter qu'un blessé. Est-elle large? deux blessés pourront être aisément transportés, en plaçant, sur les ridelles, deux traverses de bois perpendiculaires à la longueur de la voiture, qui serviront de point d'attache aux crochets des ressorts recevant, d'autre part, par en bas les extrémités des hampes des brancards.

Enfin, si les ridelles étaient très-élevées, un troisième brancard pourrait encore être placé sur le support élastique décrit plus haut, qui reposerait sur le plancher même de la charrette.

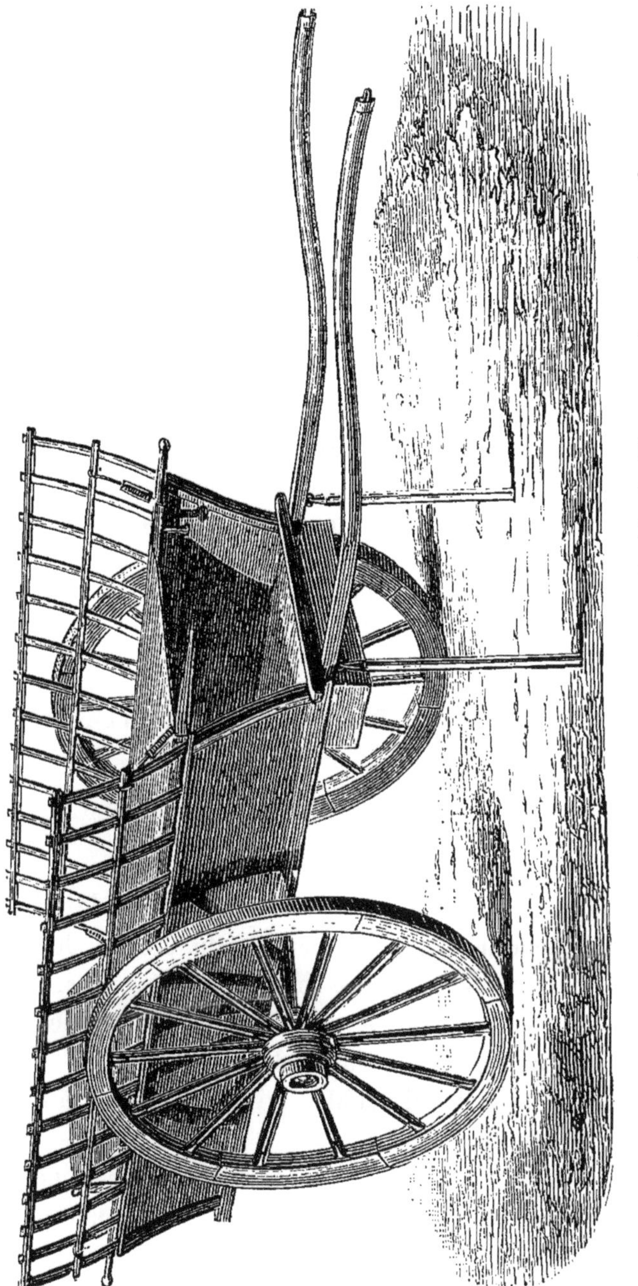

Fig. 33. — Charrette ordinaire, appropriée au transport des blessés. Elle porte un brancard suspendu au moyen de quatre ressorts.

Avec ces ressorts si peu coûteux, tenant si peu de place, et que la Société peut avoir en très-grand nombre, on comprend quels services on pourrait rendre, puisque ce moyen est applicable à toutes les voitures, de quelque forme qu'elles soient, que l'on peut se procurer dans les différentes parties du pays. On utiliserait ainsi, à peu de frais et instantanément, tous les véhicules quelconques que l'on trouverait dans les villes ou dans les campagnes, véhicules qui jusque-là, en raison des secousses qu'ils auraient communiquées, ne pouvaient, pour la plupart, servir de moyens de transport pour les blessés ou malades.

Les explications données ci-dessus suffisent à faire comprendre comment on pourra appliquer à toute voiture donnée les principes de la transformation pour le transport des blessés et malades.

Ainsi, par exemple, rien ne sera plus aisé que de suivre les indications fournies, et d'appliquer les moyens proposés pour adapter à la réception des blessés une caisse de *tramway*, voiture maintenant usitée partout, et présentant d'excellentes conditions pour un pareil service.

VOITURES POUR TRANSPORT DU MATÉRIEL.

FOURGON DE CHIRURGIE ET DE PHARMACIE.

(Nouveau modèle.)

Cette voiture, construite sur les indications d'un de nos collègues et confrères, médecin militaire, membre du Conseil de la Société, sert à transporter les ressources chirurgicales et pharmaceutiques nécessaires aux ambulances de première et de seconde ligne. Elle peut aussi être utilisée sur le champ de bataille.

Elle contient un matériel double, qui peut se diviser à l'infini et se charger sur des mulets.

Toutes les ressources sont contenues dans des cantines mobiles, qui s'ouvrent sans être déchargées, peuvent s'enlever rapidement et se placer sur des mulets de bât, dans le cas de bris d'essieu.

Derrière chaque cantine, sont placés des paniers de réserve destinés à remplacer les ressources épuisées des cantines correspondantes.

La paroi postérieure du fourgon renferme toute la pharmacie d'ambulance volante, dans des cantines mobiles et dans des paniers de réserve.

Les parois latérales contiennent, chacune, le même matériel de chirurgie, de pansements, de bandages et d'appareils, dans des cantines de mêmes dimensions que celles de l'armée et dans des paniers de réserve pour chaque cantine.

Une literie d'ambulance volante pour douze lits au moins est placée dans des paniers situés au-dessus des cantines. Enfin, des brancards et une table d'opérations occupent le grand compartiment supérieur et peuvent être retirés par l'avant et l'arrière du fourgon.

Des objets divers de matériel trouvent leur place dans le coffre du siège du cocher et dans le coffre situé entre les roues de derrière.

Cette voiture a été construite sur le même modèle que la voiture réglementaire de la Société pour six blessés couchés. Elle se compose d'une caisse de $2^{m},52$ de longueur, sur $1^{m},63$ de hauteur et $1^{m},50$ de largeur, montée sur quatre roues, et suspendue par six ressorts. Elle est pourvue, en raison de sa hauteur, de marchepieds de forme spéciale, qui permettent à un homme de taille moyenne d'atteindre les compartiments supérieurs.

Les compartiments de l'arrière et des côtés de la voiture se ferment par des portes en tôle. Ce fourgon est muni d'un réservoir à eau, d'un frein, des appareils d'éclairage nécessaires, d'une pelle et d'une pioche. (Fig. 34.)

Cette voiture vide, sans cantines, ni paniers, pèse 1,080 kilogrammes.

Le poids des enveloppes, des cantines et paniers a été aussi réduit que possible, tout en conservant une solidité suffisante, de sorte que presque tout le poids du matériel transporté par la voiture peut être, à très-peu près, regardé comme poids utile.

La largeur de la voie est de $1^{m},700$.

Le diamètre des roues de devant est de $0^{m},954$; le diamètre des roues de derrière est de $1^{m},454$.

Prix de la voiture : 2,600 francs.

(Constructeur, M. Colas.)

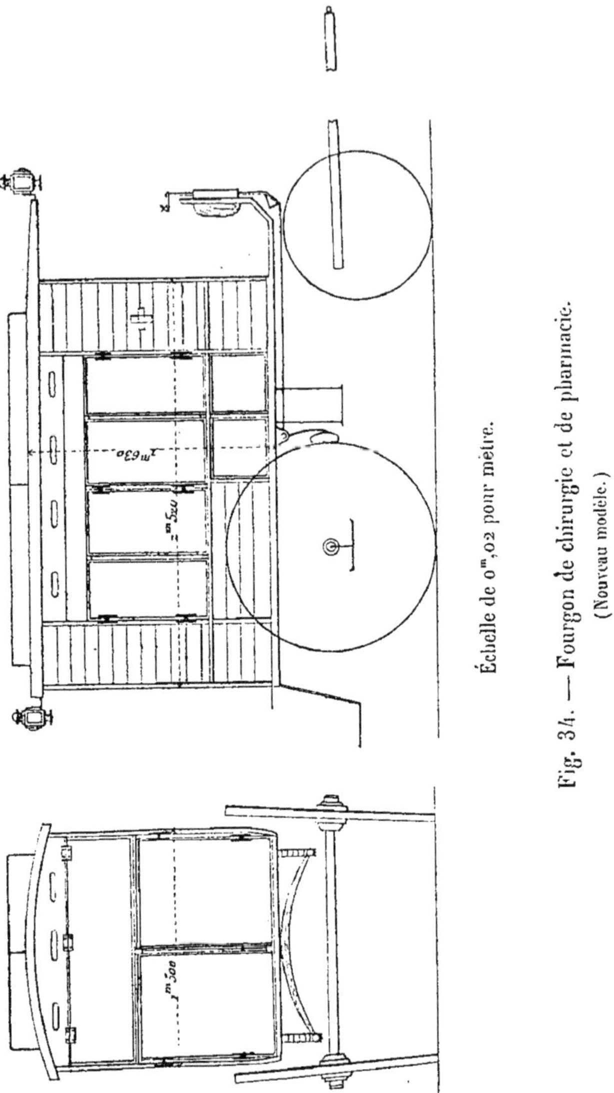

Échelle de $0^m,02$ pour mètre.

Fig. 34. — Fourgon de chirurgie et de pharmacie.
(Nouveau modèle.)

I. — PAROI POSTÉRIEURE DU FOURGON (fig. 35).

PHARMACIE.

Le compartiment E occupe toute la longueur de la voiture et contient les brancards. Il s'ouvre, de bas en haut, au moyen d'une porte à charnière. On peut aussi y mettre une table à opérations.

Les deux compartiments en C s'ouvrent aussi de bas en haut, au moyen d'une porte à charnière. Ils contiennent deux boîtes de pharmacie de réserve. Ces boîtes s'ouvrent par les parois antérieure et supérieure. Elles renferment les médicaments nécessaires dans des flacons et des boîtes.

Les six compartiments en D, A′ et A, s'ouvrent comme une armoire à deux battants.

Les compartiments en D ont 35 centimètres de profondeur et 8 centimètres seulement de hauteur. Le pharmacien y place ses registres, un buvard et les petits objets de pharmacie, tels que petit mortier, balances, etc. Les compartiments en A′ ont la même profondeur (35 centimètres) et 40 centimètres de hauteur. Les compartiments en A se prolongent entre les deux roues de derrière et ont $1^{m},10$ de profondeur (fig. 35).

Les quatre compartiments en A et A′ contiennent les quatre cantines de pharmacie. Ces cantines sont de mêmes dimensions.

Elles renferment, deux à deux, les mêmes médicaments, et s'ouvrent par les parois antérieure et postérieure. Les cantines en A sont placées, dans la voiture, de telle façon que l'une présente en avant sa paroi antérieure et l'autre sa paroi postérieure.

Il en est de même des cantines en A′. Dans les flacons et boîtes de ces quatre faces se trouvent tous les médicaments indispensables à l'ambulance volante. Quand ces quatre parois sont vides, on retourne chaque cantine, et la pharmacie est de nouveau complète. (Voir ci-après la nomenclature du contenu de chaque cantine.)

Les cantines A et A′ forment, deux à deux, une pharmacie complète, et peuvent se charger sur le mulet de bât, ce qui permet de diviser l'ambulance en deux sections.

Derrière les cantines en A on loge deux grands paniers ayant $0^{m},76$ de profondeur sur $0^{m},62$ de largeur et $0^{m},35$ de hauteur (fig. 37). Ces paniers de réserve ne peuvent être déchargés qu'après l'enlèvement des deux cantines. Ils sont à compartiments mobiles pour les différents médicaments qu'il faut avoir en grande quantité, soit dans des flacons, soit dans des boîtes : chloroforme, alcool camphré, huile, vinaigre, acide phénique, acide salicylique, tilleul, sel de cuisine, sulfate de soude, amidon, rhum, café en

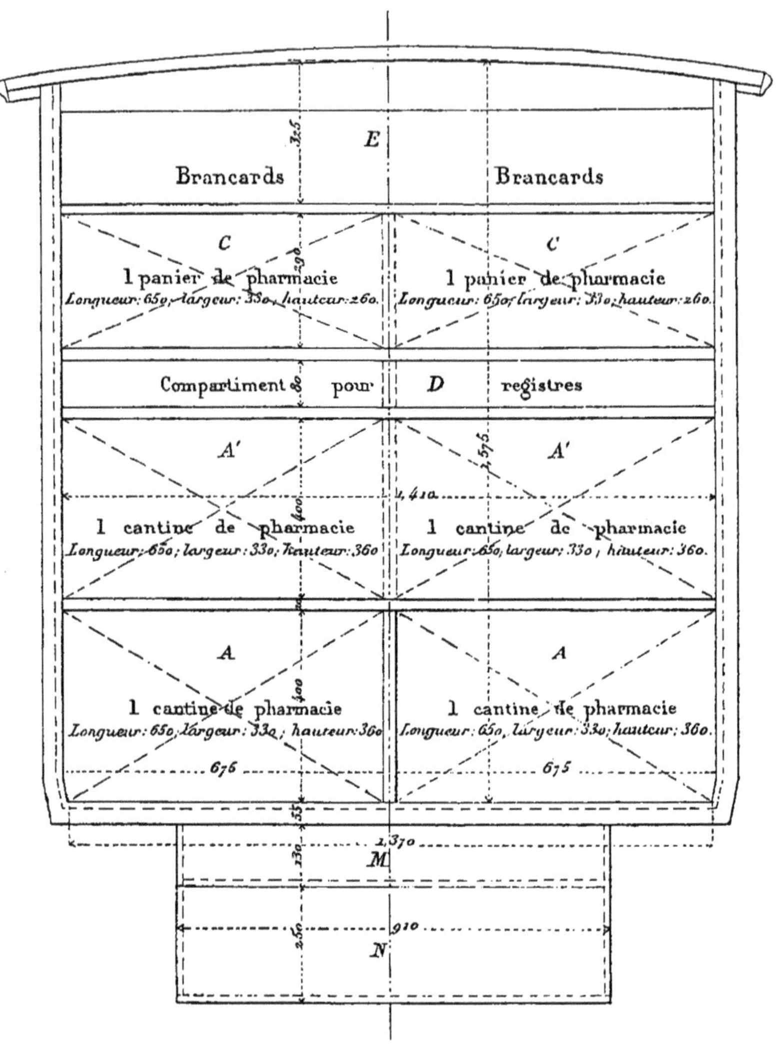

Échelle de $0^m,06$ pour mètre.

Fig. 35. — Paroi postérieure du fourgon.

grains, sucre, lait concentré, bouillon Liebig, thé, et les objets suivants : moulin à café, cafetière, théière, verres à boire, quatre assiettes, quatre cuillers, quatre fourchettes, etc.; tabliers de pharmacien et serviettes.

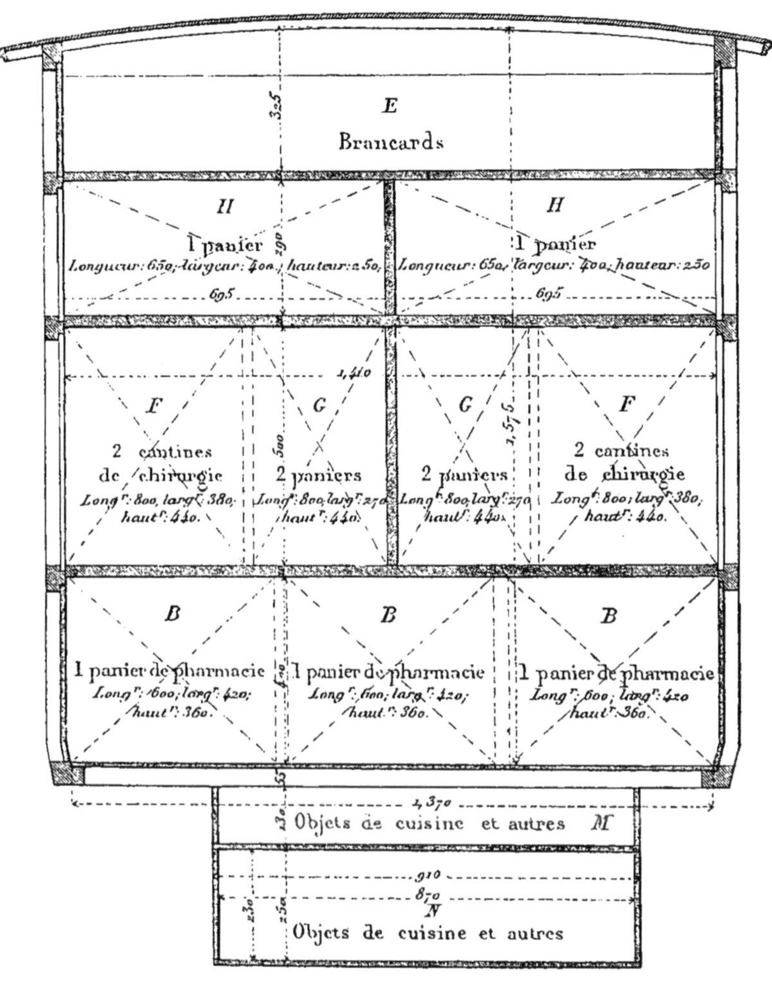

Echelle de 0m,06 pour mètre.

Fig. 36. — Coupe du fourgon.

Dans le coffre M (fig. 35 et 36) placé sous la voiture : matériel de pharmacie, mortiers divers, lanternes, bougies, allumettes, etc.

Les parois antérieures des cantines A et A forment en s'ouvrant une tablette sur laquelle le pharmacien prépare ses médicaments. La porte supérieure en G et les portes latérales compléteront le cube ouvert en arrière, et protégeront les préparations contre le vent, la pluie et la poussière.

II. — PAROI LATÉRALE DROITE.

COMPARTIMENT E.

Ce compartiment, fermé latéralement, s'ouvrant par l'avant et l'arrière, contient les brancards et la table d'opérations; les compartiments E, C, D, A', A, déjà décrits, et réservés à la pharmacie, ne s'ouvrent pas sur cette paroi.

Cette paroi latérale droite ne comprend donc que les cinq compartiments suivants : H, F, s'ouvrant comme une armoire à deux battants; H', F', s'ouvrant de même, et I s'ouvrant aussi à deux battants.

Les quatre compartiments H, F, H', F', occupent la moitié de la profondeur de la voiture, et sont adossés aux quatre compartiments semblables de la paroi latérale gauche.

Le grand compartiment I, qui ne s'ouvre pas dans toute sa longueur, à cause de la roue de derrière, occupe toute la profondeur de la voiture et peut s'ouvrir des deux côtés. On lui a donné toute cette profondeur, parce qu'il doit contenir les grands appareils pour fracture de cuisse ou du bassin. (Fig. 37.)

COMPARTIMENT F'.

Cantine médicale n° 1. (Pansements.)

Cette cantine, s'ouvrant, sans être déchargée, par la paroi antérieure, est divisée en tiroirs et en compartiments. Elle est en chêne recouvert de toile noire goudronnée.

Elle renferme :

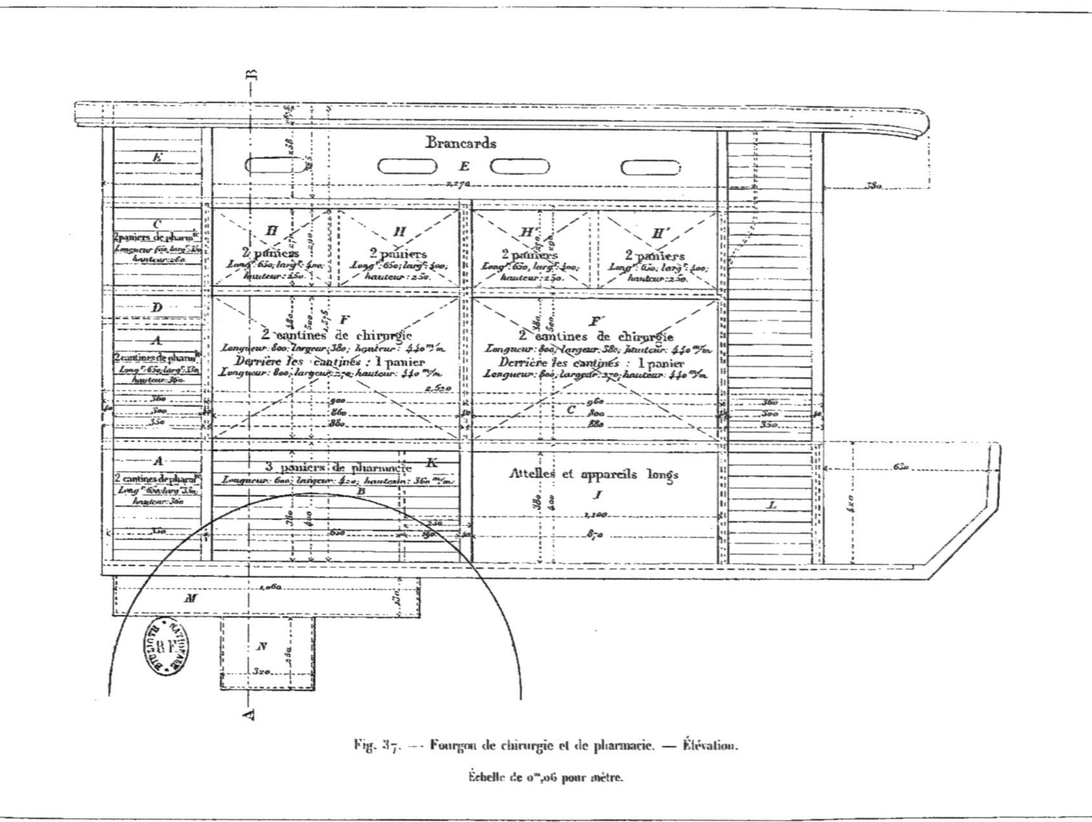

Fig. 37. — Fourgon de chirurgie et de pharmacie. — Élévation.

Échelle de 0^m,06 pour mètre.

TIROIR N° 1.

4 gobelets emboîtés.
6 éponges comprimées.
1 lampe.
1 biberon en étain.
1 pierre à repasser.
6 pelottes de ficelle.
1 bougeoir et bougies.
1 lanterne.
2 ventouses.

TIROIR N° 2.

Appareil à pansements ordinaires avec lacs pouvant se suspendre au cou de l'infirmier, et contenant plusieurs flacons de chloroforme.

TIROIR N° 3.

1 sonde œsophagienne.
6 sondes.
6 bougies ordinaires.
1 seringue à injections en étain.
1 seringue à injections en verre.
1 seringue de Pravaz.
1 thermomètre dans son étui.
50 bouchons de liège.
6 savons.
3 pièces de ruban de fil.
12 aiguilles dans un étui.
200 épingles fortes.
1 irrigateur.
4 tabliers d'infirmier.

TIROIR N° 4.

Attelles articulées assorties de grandeur.
Linges à pansement.
Compresses.
Charpie.
2 bandages herniaires.

TIROIR N° 5.

100 fiches de diagnostic.
Crayons.
Plumes.
Buvard garni.
Cahier du médecin.

TIROIR N° 6.

Case pour la boîte de chirurgie de la Société (voir, pour la nomenclature des instruments contenus dans cette boîte, le chapitre IV).

Derrière cette cantine, est placé un panier de réserve n° 1 pour pansements. Il renferme :

Panier n° 1.

Linge à pansements.

Contenant :

Bandes roulées assorties, environ . . . . 4 kilogr.
Bandages de corps 5
Bandages carrés 5
Bandages triangulaires . . . 5
Bandages en T 5
Écharpes . . . . 5 kilogr.
Suspensoirs 5
Petit linge à pansement . . . 9
Tabliers de médecin 6
Charpie comprimée et charpie *Sadon* pour remplir le panier.

Compartiment F.

Cantine médicale n° 2.

(Bandages.)

TIROIR N° 1.

1 appareil d'*Esmarck*, modifié par *Galante*.
4 bandages herniaires.
1 palette en cuivre.

TIROIR N° 2.

10 flacons de 125 grammes, renfermant :

Silicate de potasse . . . . . . 5 flacons.
Chloroforme 3
Collodion riciné . . . . 1 flacon.
Baume Arrault 1

TIROIR N° 3.

6 mètres de toile adhésive hémostatique. Gaze et ouate comprimées. 6 rouleaux de sparadrap.

TIROIR N° 4.

Attelles. Bandes roulées. Lattes.

TIROIR N° 5.

2 trousses d'infirmier.
1 petite boîte à amputation.
1 trousse de chirurgien.
2 tabliers de médecin.
6 serviettes.
1 bougeoir-bougie.
12 écheveaux de fil.
12 aiguilles.
200 épingles.
1 morceau de cire.
Étoupe goudronnée.

TIROIR N° 6.

Boîte à outils pour les appareils : marteau, scie, pinces, etc.

(Ces cantines ont été disposées et exécutées par les soins de M. Arrault.

Derrière la cantine médicale n° 2, est placé le panier n° 2.

PANIER N° 2.

Linge pour appareils.

Ouate comprimée.
Lacs à fracture.
Bandes roulées.
Petit linge.
Bandages de *Scultet* tout préparés.
Tabliers de médecin.

Les deux compartiments H et H' reçoivent chacun deux paniers longs.

COMPARTIMENT H.

PANIER N° 5.

Linge de corps.

5 gilets de flanelle; 5 vareuses en molleton; 10 chemises, etc.

PANIER N° 6.

Couvertures, 10 environ.

COMPARTIMENT H'.

PANIER N° 7.

Draps, paillasses, sacs à paille.

PANIER N° 8.

Draps, paillasses, couvertures.

Tous ces paniers sont en osier recouvert de toile goudronnée, et ne peuvent s'ouvrir sans être déchargés.

On arrive facilement aux compartiments F' et H' au moyen du marchepied S. Pour les compartiments F et H, on a adapté un marchepied spécial R au moyeu de la roue de derrière, à laquelle il sert de clef.

Compartiment I.

Le grand compartiment I occupe, comme nous l'avons dit, toute la profondeur de la caisse, et s'ouvre des deux côtés. Il renferme trois paniers.

PREMIER PANIER.

Panier long occupant toute la profondeur du compartiment, la moitié de sa largeur et les deux tiers de sa hauteur. Il contient :

Attelles et gouttières pour bras, jambes et spécialement pour cuisses.

Feuilles de zinc et de carton; paille.

Lacs et cisailles.

Ce panier se retire de la voiture par les deux côtés, et doit être déchargé pour permettre de retirer les deux autres, qui n'occupent chacun que la moitié de la profondeur de la voiture, la moitié de la largeur et toute la hauteur du compartiment. Ces deux paniers sont divisés en compartiments par des cloisons mobiles. Ils renferment les mêmes objets : plâtre et dextrine dans des boîtes; alcool pour dextrine dans des flacons; bandes, ouate et gaze pour appareils; cuvettes en métal (pour gâcher le plâtre et la dextrine), et seaux de pompier. On peut remplacer, suivant les goûts du chirurgien, la dextrine par le silicate de potasse.

Au-dessus du panier long, il reste une place suffisante pour caser deux sacs d'ambulance pour infirmiers (modèles de la Société).

En L, se trouve le siège où le cocher renferme ses effets particuliers, et où l'on place le sac à outils, deux petits bidons en fer-blanc et un seau en toile, etc.

Devant le marchepied, mêmes récipients pour le vin et les cordiaux que dans la voiture à six blessés couchés.

Les compartiments F et F' sont un peu plus longs que les cantines. Il reste donc, contre la cloison qui les sépare, un espace double, d'à peu près 8 centimètres de largeur, pouvant recevoir des feuilles de carton et de zinc, des cahiers d'hôpital et des fiches de diagnostic, etc.

PAROI LATÉRALE GAUCHE.

Cette paroi est en tous points semblable à la précédente. Elle renferme les mêmes cantines et les mêmes paniers.

On devait montrer, à côté de la voiture, et chargées sur un mulet, les cantines médicales nos 1 et 2, afin de faire voir la position des paniers de réserve.

Avec ce fourgon, il est facile de diviser l'ambulance générale en plusieurs sections.

Avec les deux sacs d'ambulance, on peut établir deux sections de premier secours sur le champ de bataille.

Avec les deux cantines médicales nos 1 et 2, on peut former une ambulance de première ligne.

En ajoutant deux cantines de pharmacie nos 1 et 2, et deux paniers de literie, on forme le matériel complet d'une ambulance de seconde ligne.

Après ces divers emprunts, le fourgon est encore suffisamment garni pour suffire aux exigences d'une ambulance fixe.

NOMENCLATURE DES MÉDICAMENTS ET OBJETS CONTENUS DANS LES CANTINES DE PHARMACIE.

CANTINE N° 1 (paroi antérieure).

1 bouteille.......	125	grammes.	Acide sulfurique.
1	125	....	Tanin.
1	125	....	Hydrate de potasse.
1	125	....	Thé.
1	125	....	Alun pulvérisé.
1	125	....	Sulfate de quinine.
1	125	....	Camphre.
1	125	....	Sulfate de cuivre.
1	125	....	Sucre.

Un tiroir contenant.......	Pilules d'extrait d'opium (5 centigrammes); Paquets de calomel.
Un tiroir contenant.......	Ipécacuanha pulvérisé; Sous-nitrate de bismuth.
Un tiroir contenant.......	Émétique; Sulfate de quinine.
Un tiroir contenant.......	4 flacons de solutions de morphine et d'atropine.

1 bouteille....... 500 grammes. Glycérine.
1 .... 500 .... Alcool rectifié.
1 .... 500 .... Acide acétique.
1 .... 500 .... Alcool camphré.
1 .... 500 .... Perchlorure de fer.

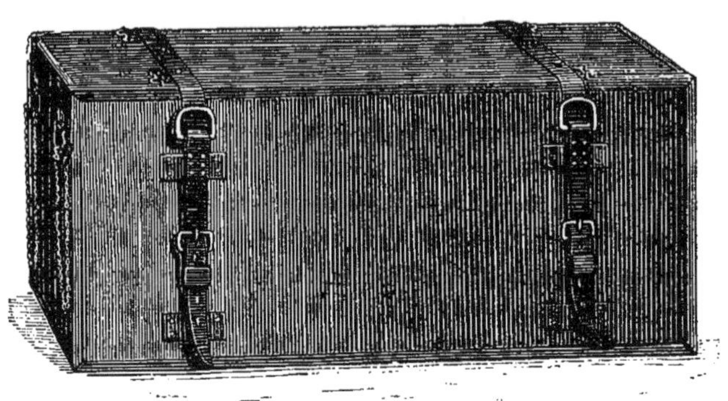

Fig. 38. — Cantine fermée, pouvant être placée dans un compartiment du fourgon, ou sur un mulet de bât.

Cantine n° 2 (paroi postérieure).

2 tiroirs contenant............. Bouchons de rechange.
1 case contenant.............. 1 mortier.
1 .... 1 verre gradué et 1 entonnoir.
1 .... 1 lampe à alcool.
1 tiroir contenant.............. Sparadrap.
1 .... Balance et poids.
1 bouteille....... 500 grammes. Rhum.
1 .... 500 .... Chloroforme.
1 boîte fer-blanc contenant...... Gomme.
1 .... Amidon.
1 .... Café.
1 .... Aloès pulvérisé.
1 .... Dextrine.
1 .... Agaric.
1 .... Réglisse noire.
1 .... Sucre.
1 .... Tilleul.
1 .... Thé.

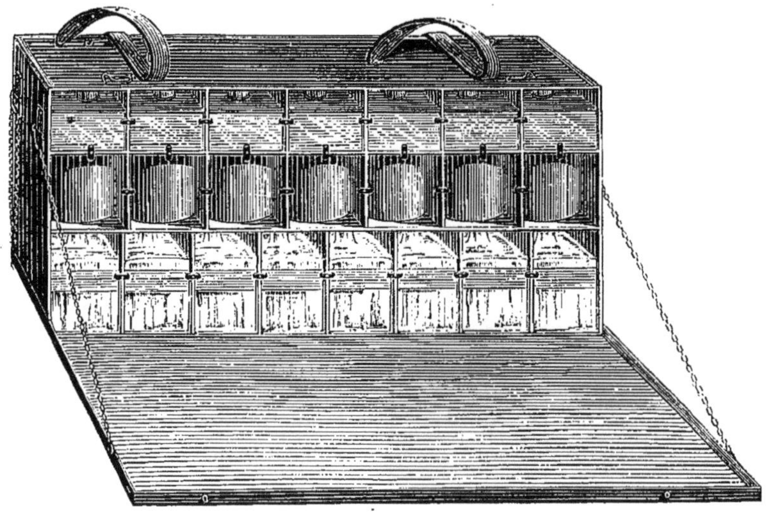

Fig. 39. — Cantine ouverte. Tablette pour la préparation des médicaments.

Cantine n° 3 (paroi antérieure).

1 bouteille	200	grammes.	Sulfate de soude.
1	200		Sulfate de magnésie.
1	200		Camphre.
1	200		Iodure de potassium.
1	200		Sulfate de quinine.
1	200		Sous-nitrate de bismuth.
1	200		Bromure de potassium.
1	200		Émétique.
1 flacon contenant			Alcool camphré.
1			Alcool.
1			Térébenthine.
1			Dextrine.
1			Amidon.
1			Huile d'olives.
1			Colophane pulvérisée.
1 pot porcelaine			Vaséline.
1			Onguent mercuriel.
1			Styrax.
1			Extrait de quinquina.
1			Axonge benzoïnée.

Cantine n° 2 (paroi postérieure).

1 bouteille.......	200 grammes.	Camphre.
1	200	Laudanum de Sydenham.
1	200	Extrait de Saturne.
1	200	Collodion élastique.
1	200	Ammoniaque liquide.
1	200	Acide phénique.
1	200	Teinture d'iode.
1	200	Éther sulfurique.
1 pot fer-blanc...............		Sulfate de magnésie.
1		Sucre.
1		Emplâtre vésicant.
1		Sulfate de soude.
1		Agaric.
1		Sous-nitrate de bismuth.
1		Sulfate de quinine.
1 tiroir contenant.............		Vésicatoire anglais.
1		Emplâtre diachylon.
1		Sparadrap adhésif.
1 case contenant..............		Lanterne.
1		Filtre à café.
1		Verre.

(Les cantines de pharmacie ont été construites par M. Walcker.)

VOITURE-CUISINE.

Cette voiture, construite sur les indications du Dr Mundy, est destinée à transporter, partout où il y a lieu de faire suivre des moyens de ravitaillement, tout ce qui est nécessaire à la préparation de la nourriture des blessés et malades : vivres, provisions, marmites, appareils, eau, fourneau, combustible, etc. La préparation peut se faire pendant la route. C'est une cuisine roulante.

Le fourneau est disposé de manière à pouvoir faire la soupe pour trois cents personnes à la fois, et il ne faut pas plus d'une heure et demie pour qu'elle soit parfaitement préparée.

Il existe des réservoirs où l'on peut tenir chauds les aliments, soupe ou viande, pendant que l'on recommence la cuisine pour le même nombre de personnes. On peut aussi y faire des rôtis, etc.

Cette voiture est munie de tous les ustensiles nécessaires. Sur le devant, il y a un garde-manger qui peut contenir de grands approvi-

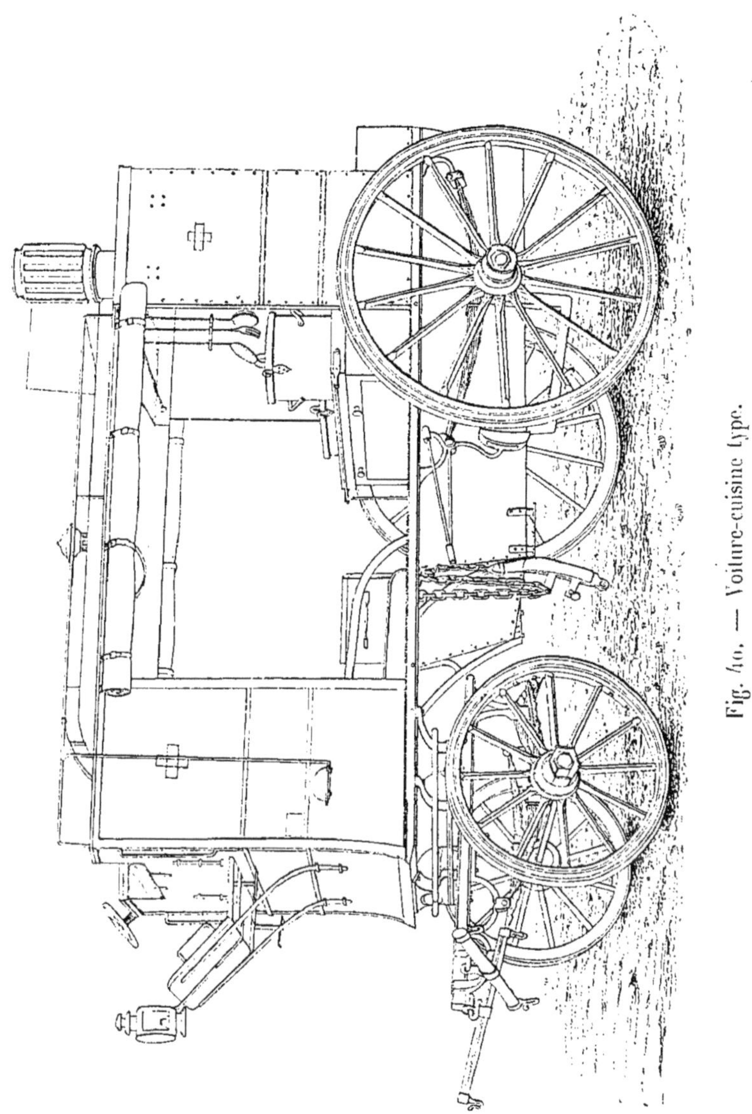

Fig. 40. — Voiture-cuisine type.

sionnements. La distribution des vivres se fait très-rapidement, soit de l'intérieur, par les côtés de la voiture, soit, par derrière, même en roulant. (Fig. 40.)

La voiture-cuisine peut passer dans les plus mauvais chemins sans qu'une goutte de bouillon se répande. Elle est munie d'une marmite de 75 litres, d'une autre de 31 litres, enfin d'un réservoir à eau chaude de 90 litres.

Elle est largement aérée, afin que le cuisinier ne soit point incommodé par la chaleur. Il existe, sur le devant, une banquette, formant coupé, qui peut recevoir trois personnes. Les cuisiniers se tiennent dans l'intérieur de la voiture.

Le poids de la voiture-cuisine est de 1,600 kilogrammes.

La largeur de la voie est de $1^{m},60$.

Prix de la voiture-cuisine : 3,200 francs.

(Constructeur, M. Kellner.)

TRAIN SANITAIRE TYPE

DE LA SOCIÉTÉ FRANÇAISE DE SECOURS AUX BLESSÉS

POUR LEQUEL ELLE A OBTENU À L'EXPOSITION DE VIENNE LE GRAND DIPLÔME D'HONNEUR.

Le train exposé au Champ de Mars est composé de huit voitures :

a. — Sept de ces voitures font partie du train sanitaire de la Société française de secours aux blessés. Ce sont :

1° Un wagon pour dix-huit blessés couchés, dont quinze sur couchettes fixes, superposées trois par trois, et les trois autres sur des brancards suspendus au moyen de cordes attachées au plafond;

2° Un wagon pour cinquante blessés assis;

3° Un wagon pour quatre médecins;

4° Un wagon-réfectoire ;

5° Un wagon-cuisine ;

6° Un wagon-magasin (matériel de chirurgie, de pansement et de pharmacie);

7° Un wagon d'approvisionnements.

Ce sont là les éléments d'un train d'ambulance type, qui peut comprendre jusqu'à vingt wagons à blessés.

Dans la construction, on s'est attaché à remplir les conditions suivantes [1] :

Accès facile des wagons par leurs quatre faces;

Communication établie entre les wagons au moyen de terrasses, pourvues de galeries mobiles, dont l'enlèvement facilite l'embarquement et le débarquement des blessés par les portes existant aux deux extrémités des wagons, et qui font communiquer les voitures, quand il arrive que les portes latérales ne sont pas accessibles;

Éclairage de jour et ventilation des wagons obtenus par de larges et hauts lanternons disposés dans la toiture, et pouvant donner accès à une quantité d'air que l'on peut régler;

Éclairage de nuit, à l'intérieur et à l'extérieur des wagons et sur les terrasses de communication ; chauffage des wagons ;

Repos du blessé assuré par la disposition des lits, placés dans le sens de la longueur, et non de la largeur du wagon, afin d'éviter le contre-coup des chocs, tamponnements, et le mouvement de lacet, si fatigant dans le sens de la marche du train ; suspension des lits à des supports rigides, l'auteur de ce type ayant eu pour but « de ne pas ajouter aux oscillations inévitables de la caisse du train celles qui résulteraient de l'emploi de la suspension par cordes, lanières, courroies, oscillations qui deviennent intolérables après quelques instants de marche; »

Les wagons de blessés n'étant autres que des wagons pouvant servir, en temps de paix, au transport des marchandises, toutes les pièces nécessaires à la suspension des lits doivent être disposées ou attachées dans le wagon de façon à ne pas gêner le service ordinaire. On les y trouve immédiatement en temps de guerre;

[1] Ces détails techniques, ainsi que ceux que comporte la description des wagons, sont empruntés à l'ouvrage intitulé *Le train d'ambulance*, par M. Ch. Bonnefond, ingénieur, qui, sur les indications du D^r baron Mundy, a si intelligemment dirigé toute la construction du matériel de chemin de fer de la Société française de secours aux blessés. Nous devons également à l'obligeance de MM. Bonnefond et d'Eichthal les dessins des gravures représentant les différents wagons du train sanitaire.

Les wagons d'ambulance doivent également renfermer dans leurs parois des bancs qui remplacent les lits, lorsque tous les blessés à transporter, ou un certain nombre d'entre eux, n'ont que des blessures légères, et que leur état n'exige pas qu'ils restent continuellement couchés;

Chaque wagon doit être pourvu des accessoires d'ambulance indispensables;

Possibilité pour le personnel d'ambulance de circuler facilement et sans danger d'un bout à l'autre du train;

Installation du wagon des médecins telle que ceux-ci puissent y trouver un confortable et un repos bien nécessaires, pendant les longs voyages exigés par les évacuations;

Nécessité d'avoir, dans chaque train, un wagon-cuisine, un wagon d'approvisionnements, un wagon-magasin, contenant tout ce qui est indispensable pour le service d'un train d'ambulance composé de vingt voitures environ, et exposé à rester en route pendant des semaines, sans ravitaillement possible.

b. — Enfin, comme il est à craindre que les compagnies de chemins de fer n'acceptent pas, au moins jusqu'à nouvel ordre, de construire ou même de remiser des trains spéciaux, comme celui que nous décrivons, la Société a exposé un huitième wagon, qui représente l'appropriation rapide d'un wagon ordinaire à marchandises, pour la réception de blessés couchés.

DESCRIPTION DES WAGONS EXPOSÉS.

A. — Wagons spéciaux du train sanitaire construit par la Société française.

WAGON POUR BLESSÉS.

Il est disposé pour convenir au transport :

1° De blessés ou malades alités ;

2° De blessés pouvant voyager assis;

Mais il n'est pas exclusivement réservé à ces services : il reste propre à tous les usages des wagons ordinaires.

Description du wagon. — La caisse du wagon à blessés est pourvue, sur chacune de ses faces latérales, d'une porte glissante, d'une construction nouvelle, simple, assurant une fermeture parfaite, et, sur chacune de ses extrémités, donnant accès aux terrasses, d'une porte à deux battants inégaux, dont un seul (le grand) pour la circulation ordinaire, l'autre ne devant s'ouvrir que pour l'entrée ou la sortie des blessés couchés.

Les parois du wagon sont doubles; une partie de la paroi intérieure est formée par les sièges et les dossiers des bancs destinés aux blessés non alités; mais aucune de ces appliques ne fait saillie dans l'intérieur du wagon, et elles sont toutes fixées de façon à ne pouvoir être déplacées, sans le secours d'une clef commune à toutes les serrures, condamnées en temps de paix. Les installations d'ambulance ne peuvent donc être égarées, et se retrouvent dans les parois des wagons, lorsque le moment d'en faire usage se présente.

Application au transport des blessés en temps de guerre. — En temps de guerre, ces wagons reçoivent immédiatement tous les accessoires nécessaires au transport des blessés.

Les quatre montants en bois, fixés à la toiture de la voiture, sont détachés et mis en place; on engage, dans les œillets dont ils sont pourvus, les tringles en fer emmagasinées sous le plancher du wagon, dans une petite caisse fermant par une trappe à serrure.

Chacune des tringles supérieures reçoit trois lits garnis, posés les uns sur les autres, que l'on descend en place au moment de la réception des blessés.

Le water-closet est établi contre l'une des parois latérales, qui est dès lors condamnée.

Le poêle trouve sa place à côté du water-closet.

Le service ordinaire et la circulation se font par les portes des extrémités.

Le chargement et le déchargement des blessés couchés s'exécutent, en règle générale, par les portes latérales, mais il peuvent également, en cas de besoin, avoir lieu par les portes des extrémités du wagon.

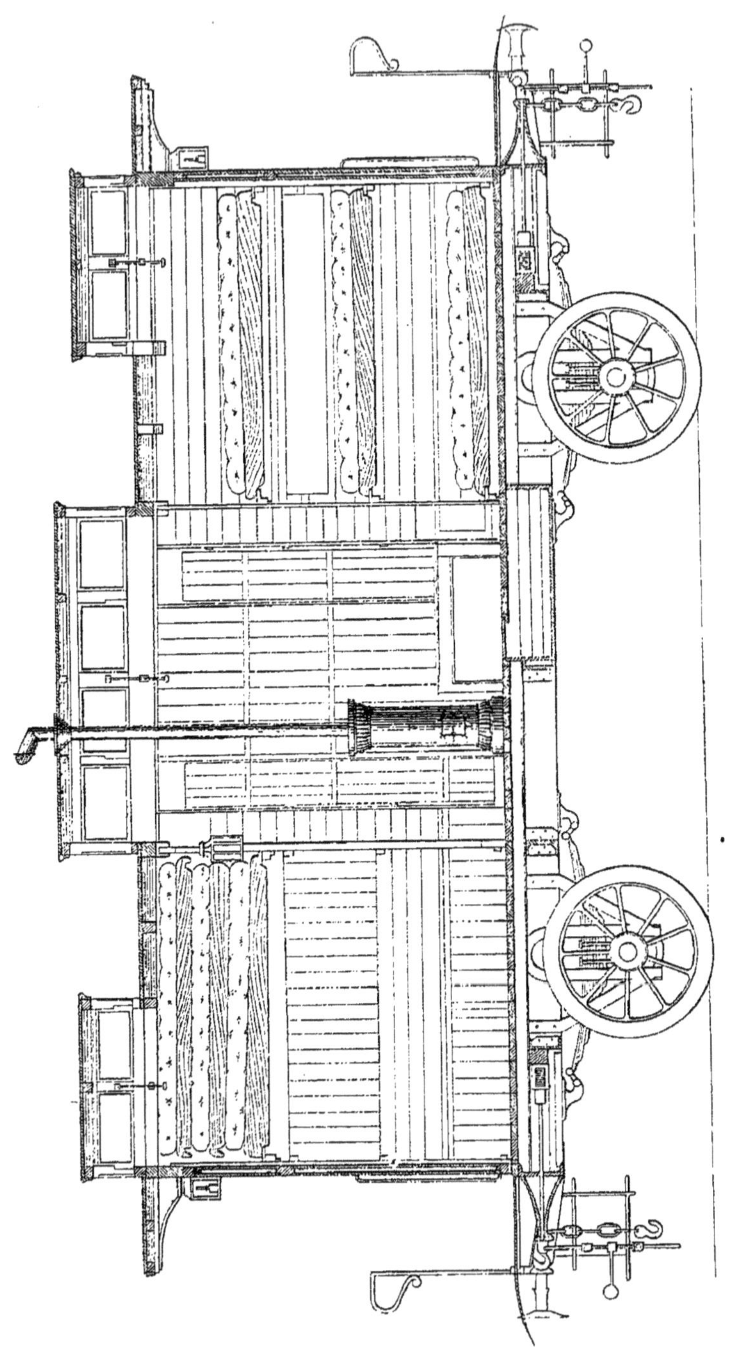

Fig. 41. — Wagon pour blessés. Coupe longitudinale.

Application au transport des blessés non alités. — Veut-on employer le wagon, ainsi aménagé, au transport des blessés non alités, il suffit de détacher, d'un tour de clef, les dossiers et sièges compris dans la paroi intérieure du wagon, d'en engager les appliques dans les œillets des supports des lits, pour former ainsi quatre séries de banquettes, pour un total de quarante blessés [1].

Application au transport des malades et blessés couchés. — Si le wagon doit recevoir des blessés alités, les banquettes sont réintégrées dans les parois du wagon, et l'on étage les lits sur les tringles de support, à raison de trois dans la hauteur du wagon. On peut ainsi placer dans chaque wagon un maximum de cinq séries de trois lits superposés, soit quinze lits.

Si quelques-uns des blessés sont en état de voyager assis, une

[1] Nous conservons l'espoir que nos compagnies de chemins de fer finiront, à l'exemple des compagnies de la plupart des chemins étrangers, par adopter un matériel pouvant permettre le transport confortable des blessés, en temps de guerre. Qu'elles aient refusé de construire un matériel absolument spécial, et par conséquent destiné à rester inutile dans les magasins pendant nombre d'années, on le comprend. Mais le train sanitaire exposé par la Société française est conçu dans une idée toute différente, et tout à fait pratique. Ici, le matériel n'est plus exclusivement destiné au transport des blessés, et les compagnies, si elles l'adoptaient, pourraient, en dehors de ce service spécial, l'utiliser pour tous les usages ordinaires. Ainsi, s'agit-il du transport des marchandises? les wagons à blessés sont instantanément adaptés, en temps de paix, pour ce service. Il suffit de boulonner contre la toiture les montants en bois, qui, en temps de guerre, servent à la suspension des lits. On condamne les portes des extrémités, les portes latérales sont seules maintenues en usage. Les lanternons sont, le service des douanes l'exige, masqués par de simples panneaux, solidement vissés à leur encadrement intérieur. Les ressorts, construits en prévision des différents services auxquels les wagons peuvent être affectés, sont assez flexibles pour que les blessés ne puissent souffrir des chocs provenant de l'inégalité de la voie, et ils sont cependant capables de supporter une charge de 10 tonnes. S'agit-il du transport des troupes valides? on utilise les installations préparées pour les blessés assis. Enfin, ce type introduit le principe de l'ouverture de portes aux extrémités des wagons, et de la communication entre les voitures d'un train, principe dont l'application est depuis si longtemps réclamée, au nom du confort et de la sécurité des voyageurs. Pour le transport des blessés, pour le service des évacuations, cette communication entre toutes les voitures, permettant aux médecins et infirmiers de soigner et de visiter tous les malades et blessés du train en marche, est absolument indispensable.

partie seulement du wagon peut être disposée pour recevoir des lits, et l'autre, des banquettes.

Le cas où, par un motif quelconque, les lits, dont le modèle a été adopté comme le plus pratique, viendraient à manquer, a été également prévu. Des crochets, fixés dans le plafond du wagon, reçoivent des cordes, au moyen desquelles on suspend les brancards réglementaires ou ceux de la Société de secours, qui servent au transport des blessés sur le champ de bataille, et qui sont utilisés alors comme couchettes.

Pour supprimer le balancement latéral, on attache le brancard aux parois du wagon.

Application au service du réfectoire. — Enfin, le wagon à blessés peut encore être utilisé comme *réfectoire*, en y installant les tables munies de pieds à vis faisant partie du matériel réuni dans le *wagon-magasin*, et en utilisant les banquettes fixées dans les parois du wagon.

L'éclairage et la ventilation du *wagon à blessés* se fait par de grands lanternons, pourvus, sur leurs faces, de châssis mobiles, dont l'ouverture se règle à volonté.

Chiffre de blessés que peut transporter un train sanitaire de la Société. — Un train contenant vingt *wagons à blessés* peut transporter à la fois de deux à trois cents blessés couchés, ou de quatre à cinq cents blessés ou convalescents assis.

Ameublement du wagon à blessés. — Chaque wagon à blessés doit contenir :

15 lits complets, et pour chaque lit :

- 1 matelas.
- 1 oreiller avec taie.
- 2 draps de lit.
- 2 couvertures de laine.
- 1 robe de chambre.
- 1 bonnet de coton.
- 1 paire de pantoufles.
- 1 chaise pliante.

1 poêle en fer avec bain de sable pour tenir les boissons chaudes.
1 pelle.
1 tisonnier.
1 bac à charbon.
1 water-closet et sa cloison.
1 seau hygiénique et 1 vase plat en étain.
1 bassin en fer émaillé.
Éponges.

Essuie-mains.
Torchons.
Tasses.
Crachoirs.
Portemanteaux.
Thermomètre.
Lanternes.

Le prix d'un wagon à blessés aménagé d'après ce type est d'environ 5,000 francs.

WAGON DES MÉDECINS.

Ce wagon est disposé pour recevoir quatre médecins, dans les conditions de confort que rendent nécessaires les fatigues d'un service pénible et prolongé. En effet, le service des évacuations comporte des trajets fort longs, des voyages de plusieurs semaines (la durée ici n'est pas en rapport avec la distance kilométrique parcourue), et par toutes saisons. Ces quatre médecins doivent des soins constants à trois ou quatre cents blessés, et ils sont chargés de la tenue régulière des registres d'observations ouverts sur ce nombre considérable de malades.

Ces remarques suffisent pour répondre aux reproches formulés, relativement au luxe de ce wagon, par quelques personnes peu au courant des conditions que la guerre, avec l'encombrement des voies, les retards continuels, les arrêts fréquents, les contremarches, etc. a imposées aux médecins chargés de ce genre de service.

Le plan de la disposition intérieure de la voiture des médecins figure une croix. Les deux bras longitudinaux de la croix représentent le couloir qui traverse la voiture d'un bout à l'autre; les deux bras transversaux correspondent à deux réduits, dont l'un contient le water-closet et l'autre un appareil de chauffage. Les quatre rectangles, séparant les bras de la croix, forment chacun une chambre de médecin. (Fig. 42.)

Le couloir est éclairé, le jour, par une guérite vitrée, dont les châssis mobiles permettent de régler à volonté l'aérage ; la nuit, par des lanternes ordinaires de voiture, encastrées dans le plafond.

L'appareil de chauffage est du système dit à courant d'eau ; il est étudié de façon à chauffer légèrement, pour empêcher la congélation de l'eau contenue dans deux réservoirs dissimulés dans les plafonds, et destinés à alimenter les toilettes des chambres et le water-closet.

Le même appareil, par une disposition de conduites à eau chaude

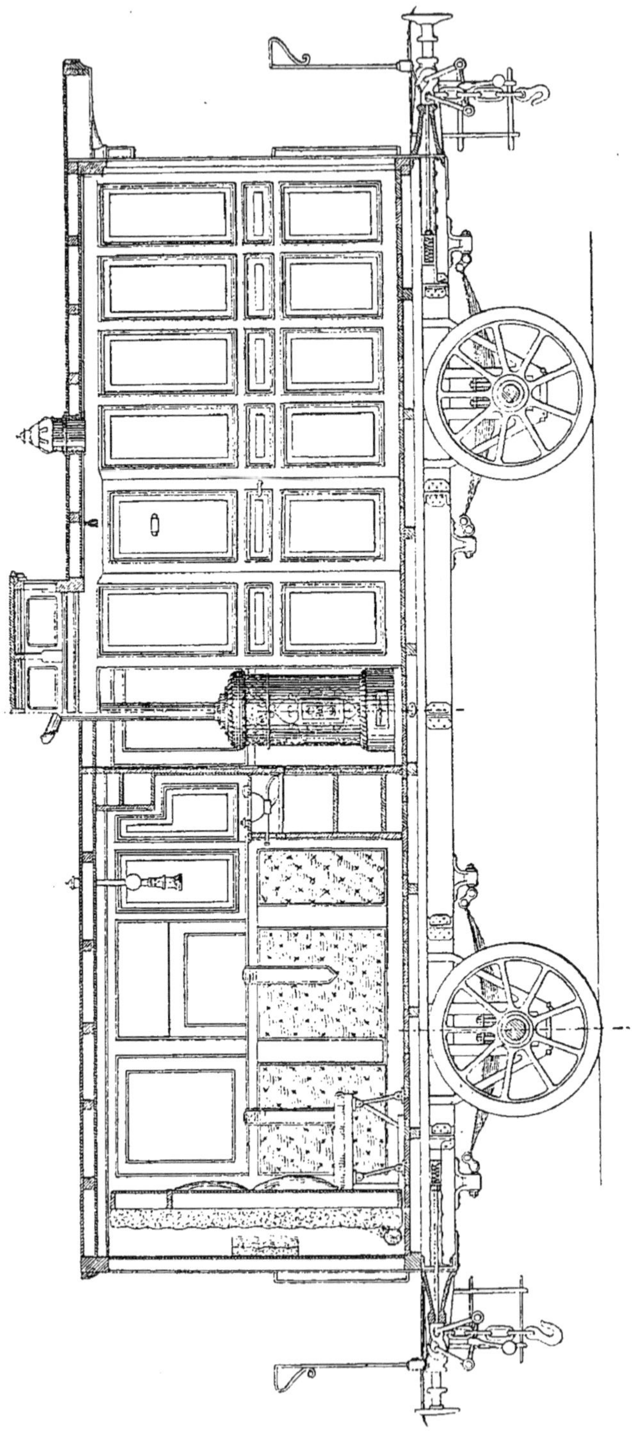

Fig. 42. — Wagon des médecins. Coupe longitudinale.

passant sous le plancher, entretient égale et constante la température des chaufferettes placées sous le tapis, et devant le fauteuil de chaque chambre.

L'ameublement comprend : une armoire à rayons pour linge et habits, sur laquelle repose une toilette-lavabo, garnie de tous ses accessoires et pourvue d'un robinet de prise et de sortie d'eau. Au-dessus de la toilette, se trouve une pharmacie-bibliothèque.

L'extrémité opposée de la chambre, faisant face à la toilette, est occupée par un siège à deux places, dont la moitié, se rabattant par un simple mouvement de bascule, démasque un lit confortable.

Un vestiaire, dont l'ouverture se trouve au-dessus de la partie fixe du siège, est ménagé derrière ce dernier.

Une table pliante, pourvue d'un encrier fixe, est dissimulée dans la boiserie, et peut être relevée devant la partie non mobile du siège.

L'éclairage des chambres se fait au moyen d'une lampe à modérateur, qui peut être suspendue, soit à côté de la toilette, soit à côté de la table.

Chaque chambre est, en outre, pourvue d'une pendule-réveil portant baromètre et thermomètre, ainsi que de quelques autres accessoires.

Sur la porte de la chambre est inscrit le nom du médecin qui l'occupe; de plus, une petite lanterne mobile est suspendue, jour et nuit, devant la porte du médecin de service, pour éviter que l'on ne dérange ceux qui se reposent.

En somme, le wagon des médecins est divisé en quatre compartiments, dont chacun contient :

1 fauteuil-lit avec matelas fixe, oreiller, draps de lit et couverture.
1 commode-lavabo-table de nuit.
1 table avec écritoire.
1 armoire à vêtements.
1 horloge.
1 thermomètre et 1 baromètre combinés.
1 bibliothèque-pharmacie.
1 lampe à huile.

La voiture est pourvue d'un appareil de chauffage et d'un water-closet

Le prix du wagon pour médecins, aménagé suivant ce type, revient à 10,000 francs.

WAGON-CUISINE.

Il fallait réunir dans un wagon les appareils, ustensiles et accessoires nécessaires à la nourriture de trois ou quatre cents blessés ou malades et à celle du personnel d'ambulance et du train. Dans cette voiture, on doit pouvoir préparer, outre les tisanes, tous les genres d'alimentation qu'exigent ces blessés, ces malades ou les employés.

Le matériel de cuisine est disposé comme suit :

Un grand fourneau est placé au milieu de l'une des parois latérales du wagon. Il porte deux grandes chaudières, de 75 litres chacune, pour la préparation du pot-au-feu et du bouillon ; deux grands bains-marie, pour le café et les autres boissons chaudes.

Pendant la marche du train, et pour empêcher la projection du liquide, les couvercles des marmites sont maintenus par des bandages flexibles en bois.

Un rayon fixé sur la paroi du wagon, au-dessus du fourneau, supporte la batterie de cuisine, dont toutes les pièces sont accrochées de telle manière que l'on peut les enlever avec la plus grande facilité, mais de façon aussi à empêcher tout bruit, toute vibration que le mouvement pourrait produire.

Deux lits, l'un pour le cuisinier, l'autre pour son aide, sont fixés au moyen de charnières à la paroi du wagon faisant face au fourneau. Ces lits, pendant le jour, se relèvent contre la paroi de la voiture ; de cette façon, ils n'encombrent pas la cuisine, et, de plus, l'un d'eux est encore doublé d'une table qui se développe, lorsque le lit se relève.

Le lavoir et l'égouttoir sont également fixés à la même paroi. Des armoires, dans lesquelles toute la vaisselle et le service de table sont assujettis par un procédé analogue à celui en usage dans les navires, occupent les quatre coins du wagon et sont surmontées de réservoirs à eau d'une contenance totale de 1,800 litres. Ces réservoirs s'alimentent par une ouverture pratiquée dans la toiture des wagons et distribuent l'eau, par le moyen de robinets, dans tout l'intérieur de la cuisine.

Ce wagon est éclairé et ventilé par un grand lanternon et quatre châssis latéraux. (Fig. 43.)

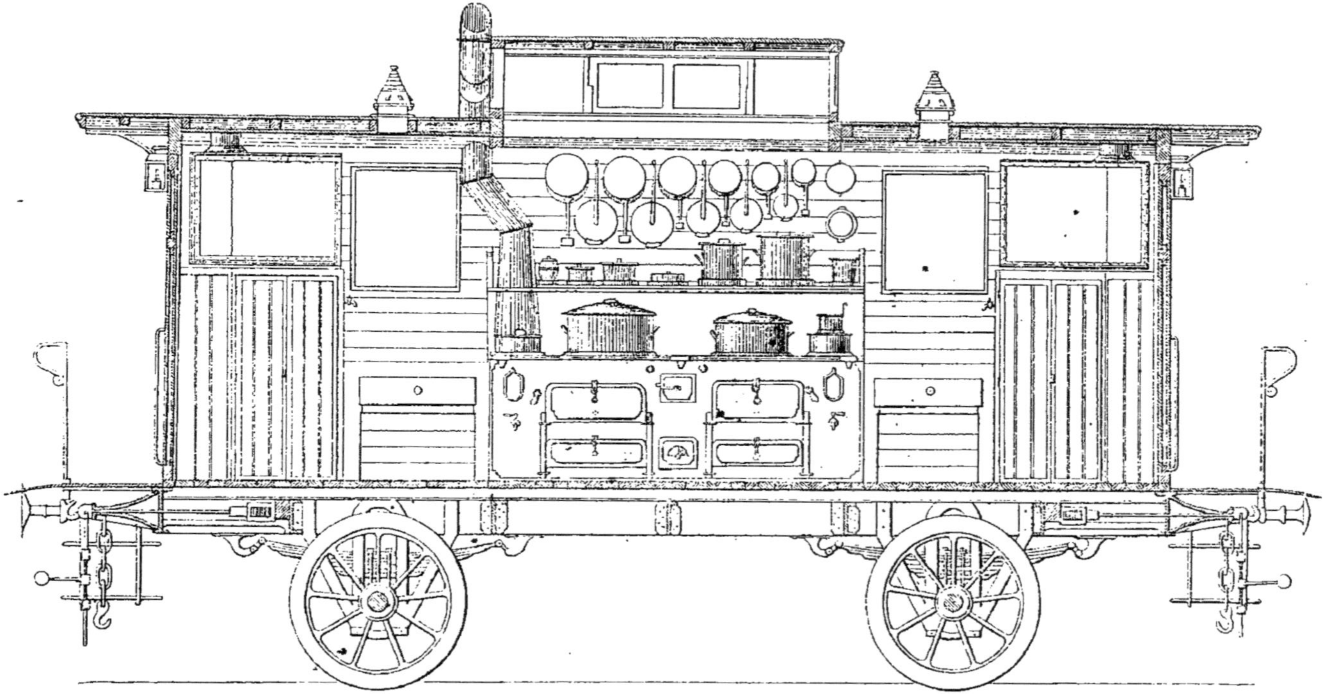

Fig. 43. — Wagon-cuisine. Coupe longitudinale.

Une horloge est suspendue à l'une des extrémités du wagon.

En résumé, le wagon-cuisine contient :

Un fourneau de cuisine avec tisanerie et bain-marie pour préparation des extraits de viande.
Une grande cafetière.
Deux grandes chaudières à bouillon.
Une grande étagère.
Réservoir à eau chaude.
Une soute à charbon.
Batterie de cuisine complète en cuivre étamé.
Lavoir et égouttoir.
Billot de boucherie et hache-viande.
Réservoirs à eau froide (contenance totale d'au moins 1,800 litres).
Une grande table.
Deux chaises pliantes.
Deux lits avec matelas, oreillers, draps de lits, couvertures de laine.

La vaisselle et les accessoires nécessaires pour le service sont :

Assiettes, fourchettes, cuillers à bouche, cuillers à café, couteaux, verres, salières, carafes, théières, tasses, paniers à couverts, paniers à bouteilles, couteaux de boucherie, hache-viande. . . une horloge.

Le prix du wagon-cuisine est de 5,750 francs.

WAGON D'APPROVISIONNEMENT.

C'est l'annexe indispensable du wagon-cuisine.

Des armoires et casiers spéciaux, avec inscriptions, sont disposés des deux côtés du couloir central, pour recevoir le combustible et les provisions nécessaires.

Les casiers destinés à la viande fraîche, au pain et autres aliments frais, sont convenablement aérés.

Les boissons en bouteilles se placent dans des tiroirs contenant des supports entaillés. (Fig. 44.)

En résumé, on trouve dans ce wagon :

Un cellier pour boissons en fûts.
Casiers pour boissons en bouteilles.
Soute pour les pommes de terre.
Soute à charbon.
Garde-manger pour la viande fraîche.
Garde-manger pour le pain.
Garde-manger pour les légumes.
Magasin pour les épiceries et conserves alimentaires.

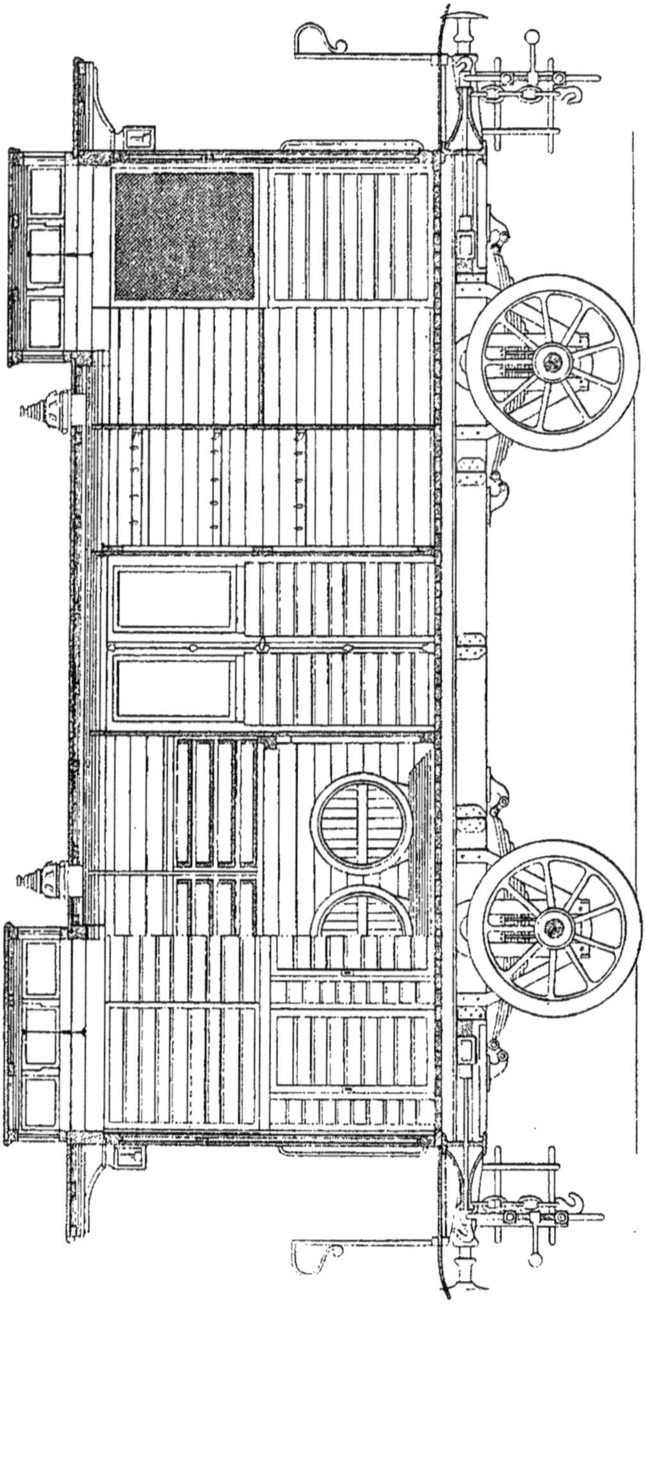

Fig. 44. — Wagon d'approvisionnement. Coupe longitudinale.

On doit avoir en provision :

Vin rouge en fûts, bordeaux, vin d'Espagne, cognac en bouteilles, eau de Seltz, un siphon pour préparer les eaux gazeuses, paquets de poudre pour cette préparation, vinaigre, extrait de café, café en poudre, thé, chocolat, extrait de viande Liebig, boîtes de légumes conservés, lait condensé, sucre, œufs frais, bœuf fumé, jambon, saucissons, langues fumées, beurre frais, pain blanc, biscuits anglais, fromages de Hollande, carottes, salades, céleri, oignons, pommes de terre, sel, riz, farine, sagou, semoule, haricots secs, pois secs, épices assorties, citrons, pruneaux, pommes séchées, viande fraîche, bois à brûler, charbon, savon blanc, etc.

Le prix du wagon d'approvisionnement est de 5,750 francs.

WAGON-MAGASIN.

Il contient :

Les armoires et casiers nécessaires, un lit pour le garde-magasin, une pharmacie avec table de manipulation et accessoires, un bureau avec casiers et accessoires, un poêle, une glacière, un appareil pour fabriquer la glace.

L'éclairage a lieu, la nuit, par des lanternes encastrées dans le plafond, et, le jour, par deux guérites-lanternons, avec châssis mobiles, pour l'aérage du wagon. (Fig. 45.)

On trouve dans ce wagon :

Un lit avec matelas, oreillers, draps de lit, couvertures de laine.
Pharmacie avec table de manipulation et accessoires.
Armoires pour objets encombrants.
— le linge de literie.
— les couvertures.
— les matelas de rechange.
— la lingerie de corps.
Un meuble-bureau à casiers.
Armoires pour les appareils de pansement.
Armoires pour les appareils à fractures.
Armoires pour les instruments de chirurgie.
Un poêle et accessoires.
Une glacière.
Un appareil à glace.

Le mobilier de ce wagon contient :

Brancards, tables, chaises pliantes, baignoires s'emboîtant l'une dans l'autre, matelas de rechange, oreillers, couvertures de rechange, draps de lit

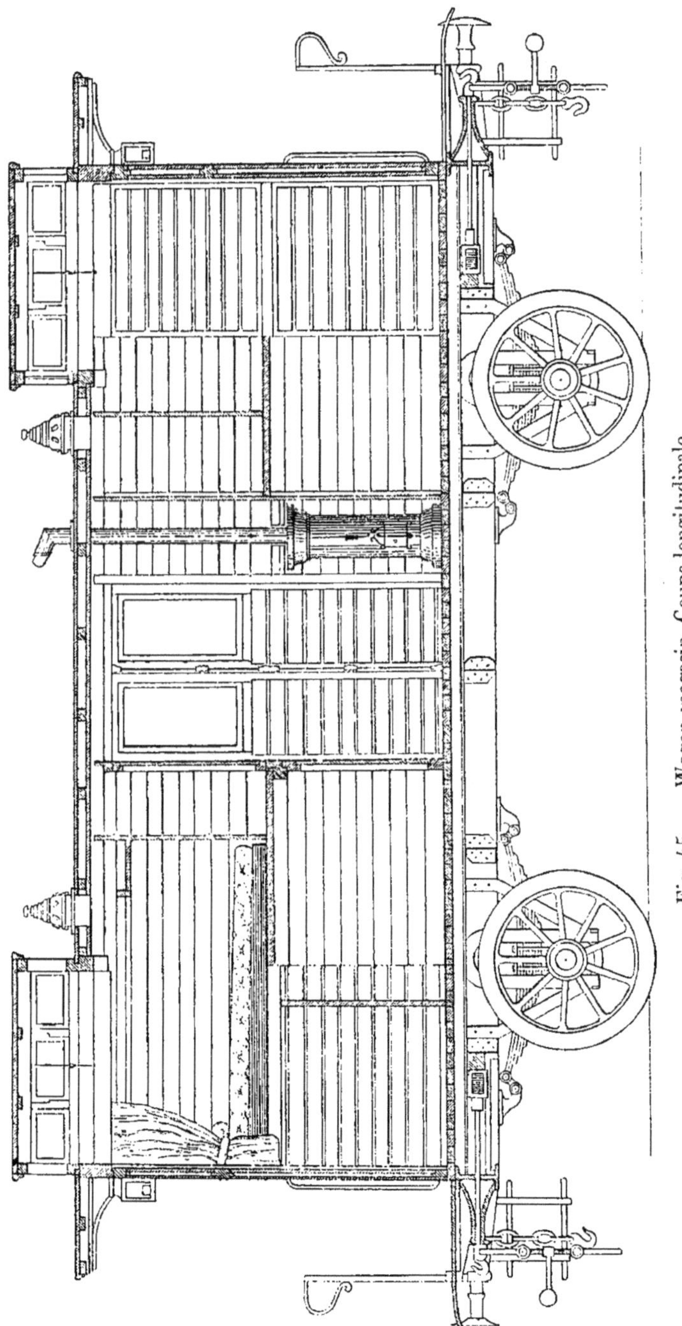

Fig. 45. — Wagon-magasin. Coupe longitudinale.

de rechange, taies d'oreiller de rechange, nappes, alèzes imperméables; coussins à air et à eau; sacs à glace en *gutta-percha;* papier caoutchouc, papier huilé, essuie-mains, torchons, éponges, chemises, mouchoirs, gilets de flanelle, caleçons, chaussettes en laine, pantoufles de rechange, tabac, allumettes, bougies, chandeliers, lanternes, caisse d'outils de menuisier et de charpentier, etc.

Tout le matériel de pansement :

Havresacs, sacs d'ambulance, boîtes à pansement garnies, suivant les modèles-types de la Société française de secours aux blessés; quatre boîtes d'instruments de chirurgie (modèle de la Société française de secours aux blessés); tourniquets; attelles en bois, en carton, en fil de fer; palettes, semelles en bois; fil; sacs pour balle d'avoine; tabliers de médecins, d'infirmiers; coton cardé, ouate; plâtre; silicate de potasse; charpie; bandes et compresses de toutes grandeurs et en nombre.

Enfin, une pharmacie complète, et tous ses accessoires :

Mortiers, mesures en verre, balance, poids, gobelets, cuillers, spatules en fer, couteaux, ciseaux, fioles vides, pots à pommades, papiers, plumes, encriers, encre, crayons, ficelle, allumettes, lampe à alcool avec casserole et bouilloire, entonnoirs, filtres, tire-bouchons, pinceaux fins; étuis en fer-blanc pour sparadrap; seringues, irrigateurs; boîte à ventouses, scarificateur, lampe à alcool et verres à ventouses.

Le prix du wagon-magasin est de 5,750 francs[1].

Ces indications étaient indispensables pour donner une idée exacte de la construction et de la composition des wagons du train sanitaire de la Société française de secours aux blessés. Elles permettent de se rendre compte des services qu'un pareil train peut rendre.

Si elles paraissent ici longues et minutieuses, elles seraient, en cas de guerre, utiles à consulter, pour l'aménagement d'un train sanitaire type, ou pour l'appropriation des trains ordinaires au transport des blessés et malades.

[1] Les prix indiqués dans tout ce chapitre sont des prix de premiers modèles, faits avec le plus grand soin, et après tous les essais nécessaires pour arriver à la perfection relative obtenue; cependant le constructeur, M. Bonnefond, s'est efforcé de rendre l'écart entre ces prix, nécessairement élevés, et le prix des wagons ordinaires, aussi restreint que possible.

Les quelques wagons modèles que la Société a exposés au Champ de Mars suffisent pour faire comprendre de quels éléments principaux le train sanitaire type est composé.

Mais plus ces voitures sont parfaites, plus leur nombre est forcément restreint. En cas de guerre, on n'en aura jamais en quantité suffisante, — bien loin de là ! — quelques sacrifices que l'on s'impose, quelque immenses que soient la charité et le patriotisme.

La Société française de secours aux blessés a donc cru devoir montrer comment, en l'absence de wagons spéciaux pour le transport des blessés, ou en cas d'insuffisance de ce matériel, on pouvait suppléer, à une pénurie prévue, par divers systèmes d'improvisation ou d'appropriation, applicables aux wagons ordinaires en usage sur toutes les voies ferrées.

B. — Appropriation des wagons ordinaires à marchandises pour le transport des blessés couchés ou assis.

Cette appropriation peut se faire de différentes manières.

Dans le wagon exposé, quatre modes d'appropriation ont été présentés :

Les brancards sont suspendus à des cordes, attachées au toit du wagon lui-même, au moyen de simples crochets. (Fig. 46.)

Ou bien, les cordes qui supportent les brancards sont munies de ressorts, ou transformées en ressorts, ou portées par un cadre mobile, qui est placé, ajouté dans le wagon, auquel il n'adhère par aucun mode d'attache. (Fig. 47.)

Ou bien, le blessé est étendu sur un brancard placé sur une couche épaisse de paille, qui lui communique son élasticité, et amoindrit les chocs.

Cadre de transformation.

(Système et description de M. le comte de Beaufort.)

« Le cadre de transformation est un appendice qui convertit presque immédiatement un wagon à marchandises en un wagon-ambulance pour le transport de blessés couchés; et cela, sans la moindre modi-

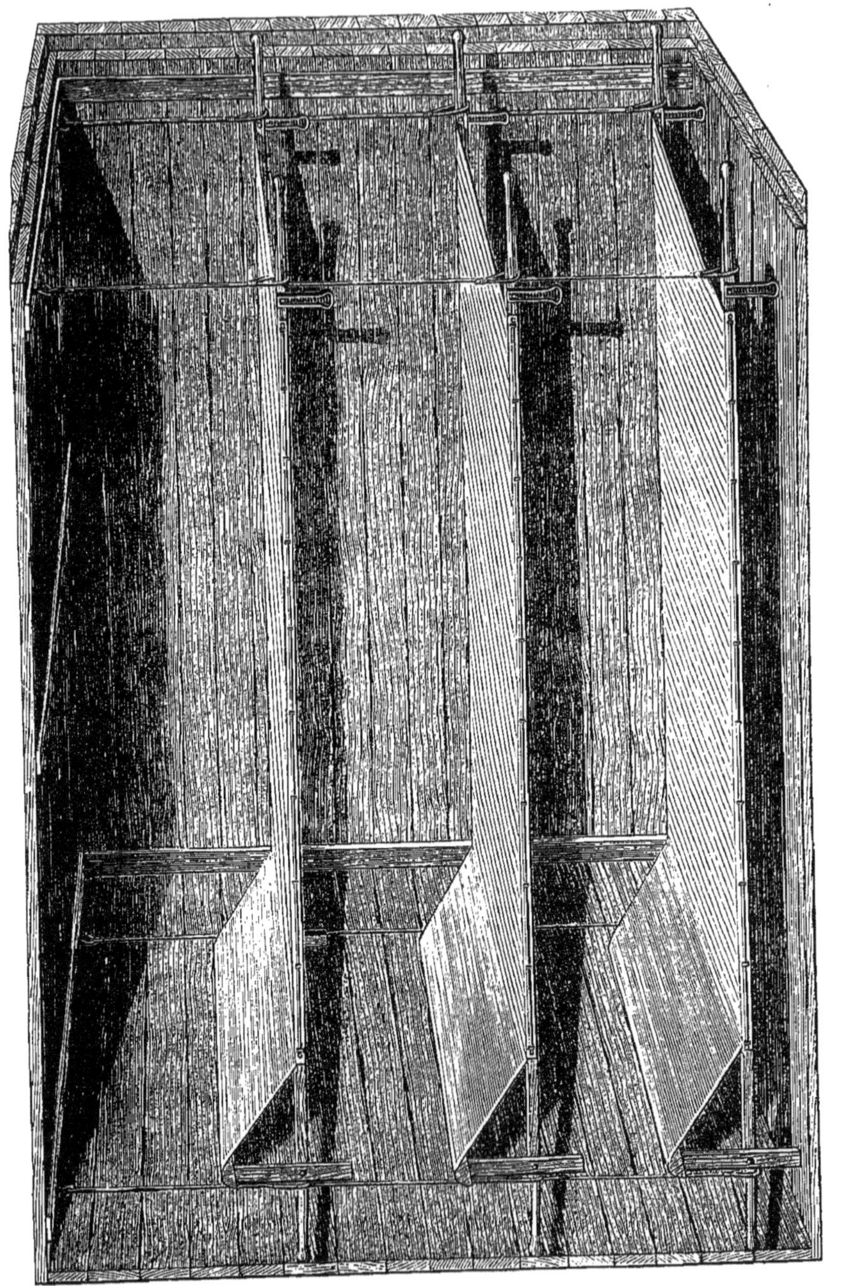

Fig. 46. — Suspension des brancards dans les wagons ordinaires.

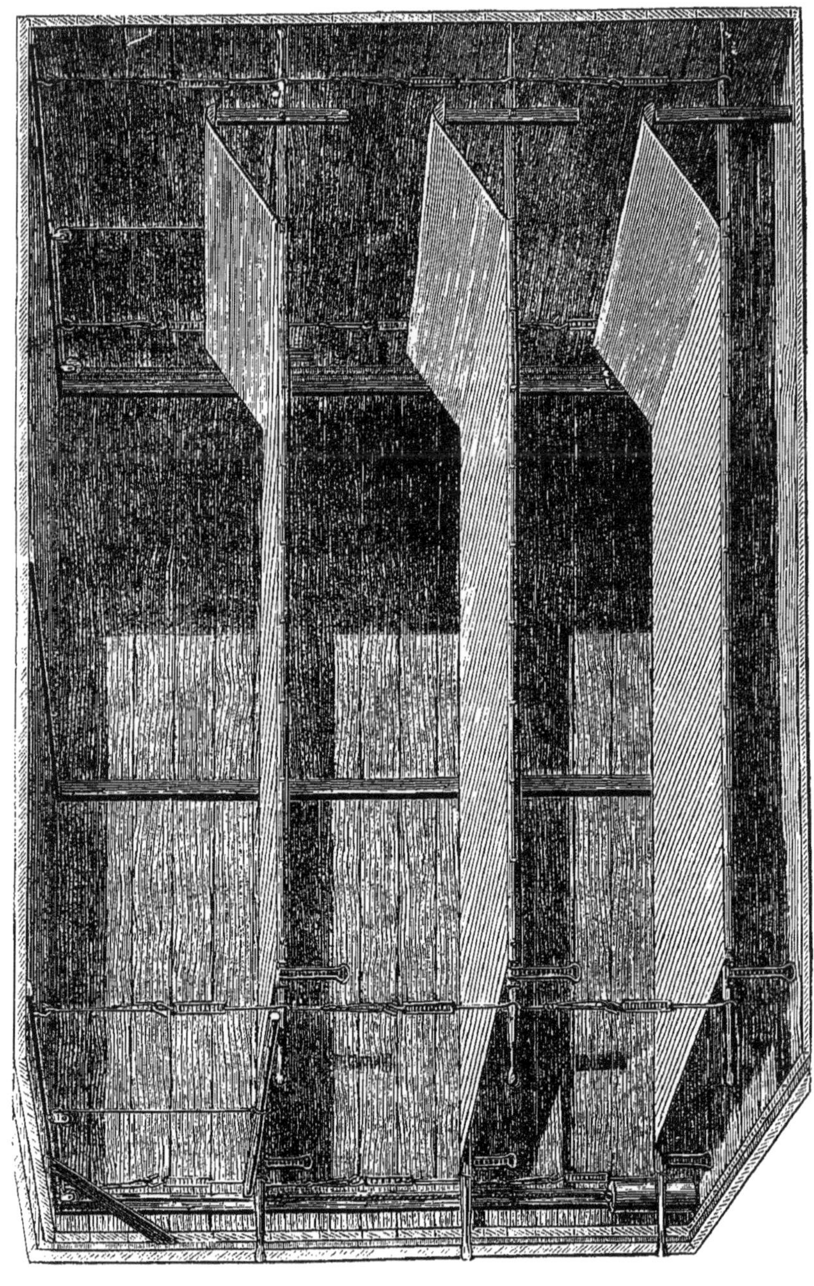

Fig. 47. — Cadre avec brancards pour la transformation des wagons ordinaires.

fication de la caisse du véhicule pour l'aménagement des brancards, sans l'addition d'un seul clou, d'une seule vis. (Fig. 47.)

« Le cadre se place comme un colis ordinaire. Articulé à tous ses angles, il se monte vite et facilement ; il forme, lorsqu'il est démonté, une ligne droite comme un brancard fermé.

« Chaque wagon à marchandises peut contenir deux de ces cadres qui supportent six brancards chacun. Un espace intermédiaire forme corridor pour donner accès auprès de chaque blessé.

« L'opération laborieuse de la mise en place des brancards chargés de blessés est facilitée, au besoin, par un *élévateur*, qui se compose de deux poulies et d'une corde terminée, à une de ses extrémités, par un poids de 15 kilogrammes environ [1], et à l'autre, par une traverse en bois, longue de 60 centimètres.

« Lorsque le brancard est placé entre les montants du cadre, on pèse sur la traverse de l'*élévateur*, on l'abaisse, en faisant monter par conséquent le poids. La traverse est alors placée sous les hampes du brancard, à l'élévation duquel vient concourir la force qui a été employée pour l'ascension du poids ; sa descente diminue de 15 kilogrammes le poids à soulever.

« Un *élévateur* est placé à chaque extrémité du brancard : il en résulte que le travail de la mise en place du blessé est diminué de moitié, ou plutôt qu'il se divise en deux parties, la première s'effectuant par l'effort du brancardier, quand il pèse sur la traverse, la seconde par sa force musculaire.

« L'*élévateur* n'étant pas fixé au cadre, il n'en faut que deux par wagon à marchandises.

« On pourrait augmenter l'action du poids, de manière à lui faire produire l'élévation entière du brancard ; mais il est préférable de rendre l'intervention des brancardiers nécessaire pendant toute la durée de l'opération, afin qu'ils puissent suppléer à un dérangement de l'appendice : ce qu'ils sont à même de faire, puisqu'ils n'abandonnent pas les hampes, avant la parfaite mise en place du brancard.

« Tout dérangement aurait donc simplement pour effet d'obliger à faire le chargement de la manière ordinaire.

[1] Dans les voitures, le poids est remplacé par un système de ressorts.

« L'*élévateur* est ainsi conforme à ce principe : *Tout appendice complémentaire doit avoir son action distincte, et ne doit entraver en rien, au besoin, le fonctionnement des moyens ordinairement employés.* »

RESSORT POUR SUSPENSION DE BRANCARDS DANS LES VOITURES, LES WAGONS-AMBULANCE ET LES CHARRETTES.

« Le ressort à boudin et à compression présente l'incontestable avantage de pouvoir fonctionner, alors même qu'un des chaînons viendrait à se rompre. (Fig. 39.)

« Terminé à ses deux extrémités par de larges crochets, son application est très-facile dans toutes les conditions. Il forme un point de suspension pour chaque poignée du brancard, auquel il donne une élasticité spéciale, indépendante du degré de chargement du véhicule. »

RESSORT IMPROVISÉ.

(Système et description de M. le comte de Beaufort.)

« Quatre cordes, terminées en boucles à leur partie inférieure, reçoivent les hampes d'un brancard. Deux bâtons, formant arcs, tiennent écartées les cordes auxquelles sont suspendues les poignées de chaque extrémité du brancard ; ces cordes représentent ainsi des lignes brisées. (Fig. 48.)

« Tout choc met en jeu l'élasticité des bâtons arqués, et modifie l'écartement des cordes, qui tendent alors à se rapprocher l'une de l'autre, produisant ainsi les mouvements que donnent les ressorts en acier. »

TRANSPORT PAR EAU DES MALADES ET DES BLESSÉS.

En temps de guerre, les routes et les voies ferrées sont continuellement encombrées, les voitures ou les trains de blessés sont exposés à rester longtemps arrêtés, à rebrousser chemin plus d'une fois, et nous avons pu voir, pendant la guerre de 1870, de pauvres malheureux blessés n'arriver dans nos ambulances qu'après avoir ainsi, depuis leur point de départ, fait, outre de nombreuses et interminables haltes, cinq ou six fois le chemin nécessaire.

Les transports de munitions, les transports de vivres pour l'armée absorbent tous les moyens de locomotion, occupent toutes les voies, et passent avant tout.

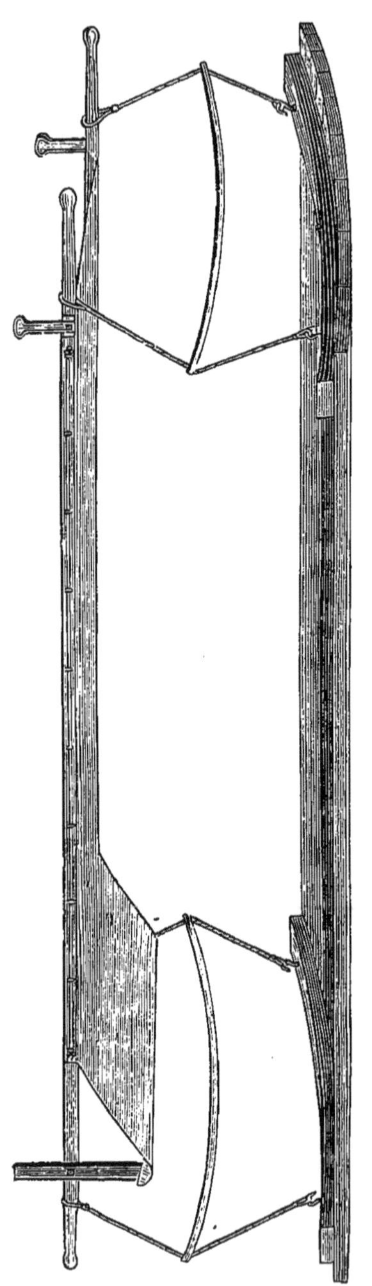

Fig. 48. — Brancard avec ressort improvisé.

Ces transports prennent toujours les voies les plus rapides.

On délaisse pour ces services les fleuves et rivières.

D'autre part, la guerre ralentit singulièrement le commerce fluvial.

Les fleuves et rivières représentent donc, en temps de guerre, une voie presque abandonnée, et sur laquelle on trouve tout un matériel de transport, bateaux, chalands, en plein chômage.

Faut-il ajouter qu'aucune voie de transport ne présenterait de conditions plus confortables?

La Société française n'a pas négligé une pareille ressource.

Déjà, en 1870, elle a utilisé certaines voies navigables pour le transport des blessés.

Depuis, elle a poursuivi ses études pour le transport des blessés et malades, soit par mer, soit par rivières, et pour la détermination des meilleurs modes d'embarquement et de débarquement [1].

[1] En 1873, la Société française a ouvert un concours spécial pour les appareils

Enfin, elle prépare un travail important sur les bassins et les cours d'eaux navigables, à l'effet de déterminer, le long des rivières, les points qui lui paraîtraient les plus propres pour y établir des stations de ravitaillement.

relatifs aux *Services sanitaires de la marine*, et formulé le programme suivant de matériel pour le sauvetage et le transbordement des blessés sur mer :

1° Bouées destinées à fournir aux hommes tombés à la mer le moyen d'attendre les secours;

2° Ceintures de sauvetage à l'usage du personnel sauveteur;

3° Appareil porte-amarre construit pour opérer à faible distance;

4° Flèches porte-amarre capables de flotter à la mer;

5° Radeaux pouvant être démontés et remorqués;

6° Flotteurs propres à s'adapter aux embarcations et à les rendre insubmersibles;

7° Chaloupe à vapeur servant à remorquer des embarcations chargées de blessés, à recueillir les hommes tombés à la mer, à lancer et porter sur place les appareils de sauvetage. Cette chaloupe doit pouvoir se hisser en portemanteau. Il serait utile de disposer un mécanisme qui permît de hisser la chaloupe par sa propre machine;

8° Grues et appareils élévatoires, à vapeur ou à bras, destinés à transborder les blessés des navires dans les embarcations, et réciproquement;

9° Appareils et engins divers favorables au sauvetage et au transbordement des blessés sur mer.

De nombreux appareils ou engins, conformes au programme, ont été envoyés à la Société soit en dessins, soit en grandeur d'exécution.

A l'exposition de la Société française de secours aux blessés (1878), figure un *matelas de sauvetage*, en liège, dont M. Sadon, de Roubaix, est l'inventeur, et dont on trouvera l'indication à l'Appendice, p. 163.

III

HOSPITALISATION RAPIDE, RATIONNELLE ET HYGIÉNIQUE DES BLESSÉS ET MALADES EN TEMPS DE GUERRE OU D'ÉPIDÉMIE.

A. Ambulance de gare et de ravitaillement.

B. Ambulance baraquée. — Modèle exposé de baraque type. — Eclairage, chauffage, aérage et ventilation des baraques. — Lits d'ambulance. — Lits mécaniques. — Appropriation des lits prêtés pendant la guerre pour le service des ambulances. — Literie. — Salle d'opérations. — Hangar rappelant l'ancienne ambulance baraquée dite de la *Grande-Gerbe*. — Plan d'une ambulance baraquée. — Divers modes de groupement.

C. Ambulances sous tentes. — Modèle exposé d'une tente type. — Éclairage, chauffage, aérage et ventilation des tentes. — Tente à opérations et tente d'isolement. — Improvisation. — Tente du docteur Olive.

D. Appropriation des locaux ordinaires au service des ambulances et hôpitaux provisoires. — Matériel et personnel nécessaires aux ambulances et hôpitaux provisoires, suivant leur contenance.

E. Annexe. — Appareils pour la désinfection des vêtements et de la literie des malades, et pour la destruction des parasites.

Les blessés, relevés sur le champ de bataille, ont été recueillis et emmenés comme il a été expliqué dans le chapitre précédent, ou bien, ils ont été évacués des ambulances de première ligne de l'armée.

Ils sont dirigés, ainsi que les malades, vers les hôpitaux provisoires établis en seconde ou en troisième ligne.

Mais, pour arriver à ces hôpitaux ou ambulances, la route est longue et pénible, et, pendant le trajet, blessés et malades doivent recevoir des soins et une alimentation convenables.

L'ambulance de gare et de ravitaillement forme une étape nécessaire entre le champ de bataille et l'hôpital provisoire.

L'exposition de la Société et quelques explications supplémentaires feront parfaitement comprendre l'organisation de ces ambulances, et les services qu'elles sont appelées à rendre.

AMBULANCE DE GARE ET DE RAVITAILLEMENT.

L'ambulance dite de gare représente — en de très-petites proportions, qui étaient commandées par les dimensions du terrain, — une construction provisoire, établie le long d'une voie ferrée, sur un point déterminé, d'accord avec l'autorité militaire, pour y donner rapidement des soins aux malades et aux blessés apportés par le chemin de fer.

Quand un train de blessés s'arrête devant l'ambulance de gare, un triage est fait par le chirurgien de la Société : les blessés et malades le plus gravement atteints sont admis, s'il y a lieu, en traitement dans les ambulances les plus proches; ceux qui sont en état de continuer leur route, reprennent le train, après avoir été pansés, soignés ou ravitaillés; ceux qui ont besoin de quelques heures de repos sont admis dans le dortoir de l'ambulance de gare, jusqu'à ce qu'ils puissent partir. Inutile de dire que tout cela est exécuté sous le contrôle de l'autorité militaire, et conformément aux prescriptions des articles du décret du 2 mars 1878, portant règlement pour le fonctionnement de la Société française de secours aux blessés militaires.

On voit, dans la figure 49, une coupe du bâtiment. Une porte sépare les deux pièces principales dont il se compose, et dont le plan fait comprendre la disposition.

En K est le quai de gare, qui sépare l'ambulance de la voie ferrée, par laquelle arrivent les trains sanitaires.

La salle A est une salle d'attente avec son mobilier : banquettes, chaises; une grande table C est préparée pour distribuer des vivres aux malades qui peuvent en recevoir et qui sont en état de descendre du train. La cuisine et la tisanerie sont en D. Dans cette cuisine est placé un appareil portatif, construit par la maison *Allez*, servant à préparer une alimentation propre aux blessés et malades. Des water-closets ont été disposés auprès de la salle, en G.

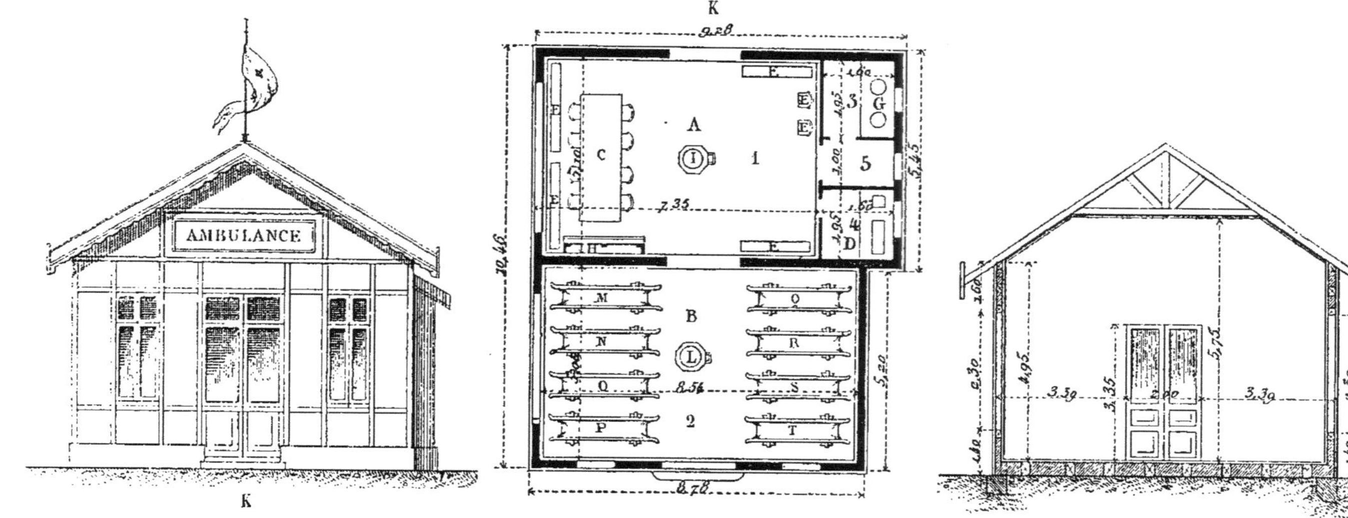

1. Salle d'attente. — 2. Dortoir. — 3. Water-closets. — 4. Cuisine. — 5. Passage.

Fig. 49. — Spécimen réduit d'ambulance de gare et de ravitaillement. — Plan. Élévation. Coupe.

C'est sur l'une des parois de cette salle que, à l'Exposition, la Société française de secours aux blessés a fait placer des tableaux renfermant les diplômes d'honneur et médailles qui lui ont été accordés après différentes expositions, ou en souvenir des services rendus pendant la guerre. Des plans de construction d'ambulances, de groupement de baraques et tentes, des modèles de voitures, figurent sur les autres côtés de la salle. En H se trouve la bibliothèque de la Société, contenant tous les documents, livres, et la série des bulletins de l'Œuvre. On voit en I le calorifère portatif à double paroi et à prise d'air extérieure, destiné à chauffer la salle.

La salle B est le dortoir de l'ambulance de gare. Elle est largement éclairée et ventilée. Elle est chauffée par un calorifère L. Une table occupe le centre de la pièce. Au pourtour, en M, N, O, P, Q, R, S, T, sont disposés des lits de repos, formés tout simplement par des brancards types de la Société, reposant sur de petits tréteaux, élevés, ceux de pied, de 40 centimètres, ceux de tête, de 50 centimètres. (Fig. 50, p. 87.) — Chaque brancard avec un matelas et un oreiller forme un excellent coucher.

Il est bien entendu que de pareilles constructions seront faites dans des proportions en rapport avec les besoins présumés du service, et que le matériel, dont nous n'avons donné ici qu'un spécimen, recevra aussi le développement nécessaire, suivant le nombre des malades et blessés à ravitailler ou à recevoir [1].

AMBULANCE BARAQUÉE.

La question des hôpitaux mobiles, des baraques et des tentes est capitale pour la médecine comme pour la chirurgie, pour la médecine et la chirurgie militaires, comme pour la médecine et la chirurgie civiles.

L'hôpital-monument, l'hôpital-immeuble a fait son temps.

[1] Toutes les constructions mentionnées dans ce chapitre : baraques, tentes (sauf la tente d'opération et la tente du Dr Olive), ambulance de gare, hangars, ont été exécutées par M. Walcker, propriétaire du Bazar du voyage, soumissionnaire, sur les indications, pour la partie médicale et hygiénique, des comités de la Société, représentés par M. le Dr Riant, et sous la surveillance, pour la conduite des travaux, de M. J. Duval, membre du Conseil.

L'hôpital restreint, mobile, facile à déplacer, à diviser, à aérer, à assainir, à multiplier, tend à succéder aux constructions fixes, coûteuses et dangereuses par leur permanence et les conditions de leur construction.

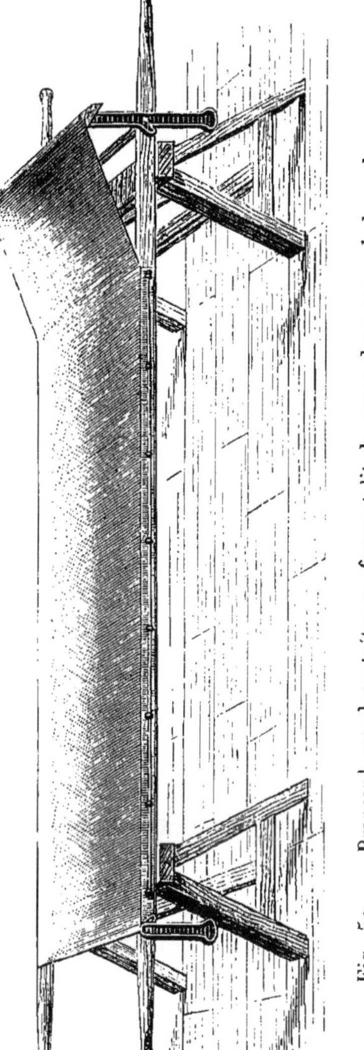

Fig. 50. — Brancard sur deux tréteaux, formant lit de repos dans une ambulance de gare.

L'hôpital civil immobilisé dans une construction inextensible, — quels que soient les besoins qui se produisent, — fatalement imprégnée de miasmes, cernée de tous côtés par de nouvelles constructions qui restreignent chaque jour l'accès de l'air pur, et concentrent les émanations morbides dans de dangereux foyers, gagnerait singulièrement à être remplacé par des pavillons transportables, qui ne subiraient plus ainsi les conditions fâcheuses créées par l'agglomération; il gagnerait également à avoir ses différents services distribués, étendus en surface et à distance, au lieu d'être superposés, empilés en hauteur, comme il arrive nécessairement dans un édifice élevé à grands frais sur un terrain limité. Toute épidémie, même la plus bénigne, démontre la nécessité de modifier entièrement à l'avenir la disposition de nos constructions hospitalières. L'augmentation du nombre des malades, l'insuffisance et le danger des anciens hôpitaux, l'impossibilité de les agrandir, les exigences de l'hygiène, l'exemple des pays plus avancés sous ce rapport, tout a concouru à ouvrir une voie nouvelle. Déjà, pour agrandir l'hôpital-édifice, on a eu plus d'une fois recours à la construction de baraques formant des salles supplémentaires; mais c'était diminuer du même coup les dimensions déjà trop exiguës des cours et des jardins. Même, dans ces conditions défectueuses, on a pu juger ce qu'un pareil moyen pourrait donner. Appliqué à une construction nouvelle, ou sur des terrains suffisants, il constituera une réforme complète et des plus heureuses de l'hygiène hospitalière civile.

L'hôpital militaire présente, pendant la paix, les mêmes conditions et attend les mêmes réformes.

Mais, en temps de guerre, l'évidence se fait d'une manière plus frappante encore L'insuffisance des locaux primitifs (hôpitaux réguliers) est fatale. On ne trouve pas partout des édifices publics pouvant être transformés en hôpitaux provisoires supplémentaires. Et cette ressource, quand elle existe, ne donne pas toujours satisfaction, — tant s'en faut! — aux exigences de l'hygiène.

L'ambulance baraquée semble devoir réunir tous les avantages, et représenter l'hôpital civil et militaire de l'avenir.

Au point de vue de la construction des *hôpitaux fixes*, le système Tollet (à pavillons isolés, à charpente en fer ou en bois, et de forme ogivale) semble avoir déjà résolu d'indiscutables améliorations.

Les hôpitaux ou *ambulances provisoires* (comme ceux que la Société est appelée à organiser), qui doivent être construits partout rapidement, avec des matériaux faciles à trouver, à mettre en œuvre, ou à réparer, hôpitaux qu'il faut pouvoir monter, démonter et transporter aisément, présentent des exigences spéciales.

La Société française a exposé un pavillon, une baraque, élément d'une ambulance baraquée, non à titre de type définitivement adopté, mais à titre de projet.

Dans l'hôpital, l'élément, l'unité, c'est la salle; mais cette salle, imparfaitement isolée, où les communications, les allées et venues du personnel rendent la contagion impossible à éviter, diffère singulièrement du pavillon de l'ambulance baraquée.

Ici, chaque baraque (comme, dans l'hôpital sous tentes, chaque tente) forme à elle seule un petit hôpital, que, pour les besoins du service, de l'administration, et pour des raisons économiques, on pourra disposer à distance convenable d'autres petits hôpitaux semblables, mais sans que l'hygiène soit compromise, sans que l'encombrement se produise, sans que la contagion soit à redouter.

On aura beau grouper plusieurs, cinq, dix, vingt, de ces baraques, si l'on a observé strictement les lois de l'hygiène, on pourra, tout en soignant de grandes quantités de malades, rester dans les conditions favorables d'un hôpital de quelques lits, car chaque baraque ne représente que cela, et, au point de vue hygiénique, un hôpital baraqué n'est que le groupement, à distance, d'un certain nombre de petits hôpitaux confortables, salubres et bien isolés les uns des autres, comme ces petits hôpitaux anglais, si justement renommés pour leur salubrité et la faible mortalité qu'on y observe.

Nous verrons plus loin comment on peut grouper ces éléments, ces unités, pour concilier les exigences du service et celles de l'hygiène.

Il fallait établir d'abord le rôle et l'importance de la baraque, élément de l'hôpital baraqué. De la disposition de cette unité dépendra la valeur de l'hôpital.

Dans les grands hôpitaux-monuments, on peut dire que la considération de l'ensemble a plus d'importance que celle de la salle ; car, avec des salles parfaitement disposées, chacune, au point de vue hygiénique, on peut faire un hôpital détestable et meurtrier, si on rapproche, si on multiplie trop un élément, — même excellent en soi.

Ici, au contraire, la considération de l'ensemble cède, — tant les influences disparaissent, — à la considération de l'unité. La baraque et le pavillon reçoivent de leur disposition, de leur construction une valeur absolue, et ils la conservent d'une manière qui n'est pas sensiblement modifiée, même quand on multiplie cet élément.

Dans la guerre de 1870, la Société française de secours aux blessés a trouvé chez les particuliers un dévouement et une générosité qui lui ont permis de soigner bien des blessés et malades dans des locaux prêtés pour cet usage, et qui ne contenaient chacun qu'un nombre de lits très-limité. Mais si, en général, l'hygiène était meilleure dans ces ambulances privées, le service médical et la surveillance étaient nécessairement moins faciles.

Examinons les conditions que présente le modèle exposé.

MODÈLE EXPOSÉ DE BARAQUE TYPE.

La baraque exposée occupe, dans son ensemble, un espace de 28 mètres de long sur 7 mètres de large.

Elle a été construite, sauf quelques légères modifications de détail, sur le plan et d'après les indications d'un projet de baraque type, que j'avais été chargé, en vue de l'Exposition, de présenter au Comité médical de la Société.

Distribution. — La baraque comprend : 1° une salle d'ambulance de 20 mètres de long sur 7 mètres de large, et de 7 mètres de haut, en y comprenant le lanternon; ce qui donne dans cette salle un cubage d'air d'environ 700 mètres, et de 50 mètres environ par malade, si l'on y a disposé quatorze lits;

2° Aux deux extrémités, à droite et à gauche de la salle d'ambulance, ont été ménagées deux pièces, chacune de 3m,50 de long sur 2m,75 de large, s'ouvrant sur un couloir central de 1m,50 de large, qui sert à l'entrée et à la sortie de la salle.

D'un côté, ce couloir met la salle d'ambulance en communication avec une salle d'opération reliée par un passage clos et couvert. La salle d'opération est assez rapprochée pour que le transport des blessés ne les expose pas au refroidissement, et assez distante pour que, de l'ambulance, on n'entende pas les cris des opérés. Les deux pièces, auxquelles on accède par le couloir, sont destinées, l'une aux infirmiers, l'autre à la lingerie.

Le couloir de l'autre extrémité donne accès, à droite, à un lavabo et à des water-closets; à gauche, à une salle de bains et à un dépôt de matériel.

Cette disposition générale de la baraque sera parfaitement comprise à l'aide de la figure 51.

Détails de construction. — La baraque est entièrement construite en bois. Le bois se trouve partout : partout on pourra reproduire un modèle semblable au modèle exposé; tout ouvrier sachant travailler le bois : menuisier, charpentier, charron, etc., pourra mettre en œuvre

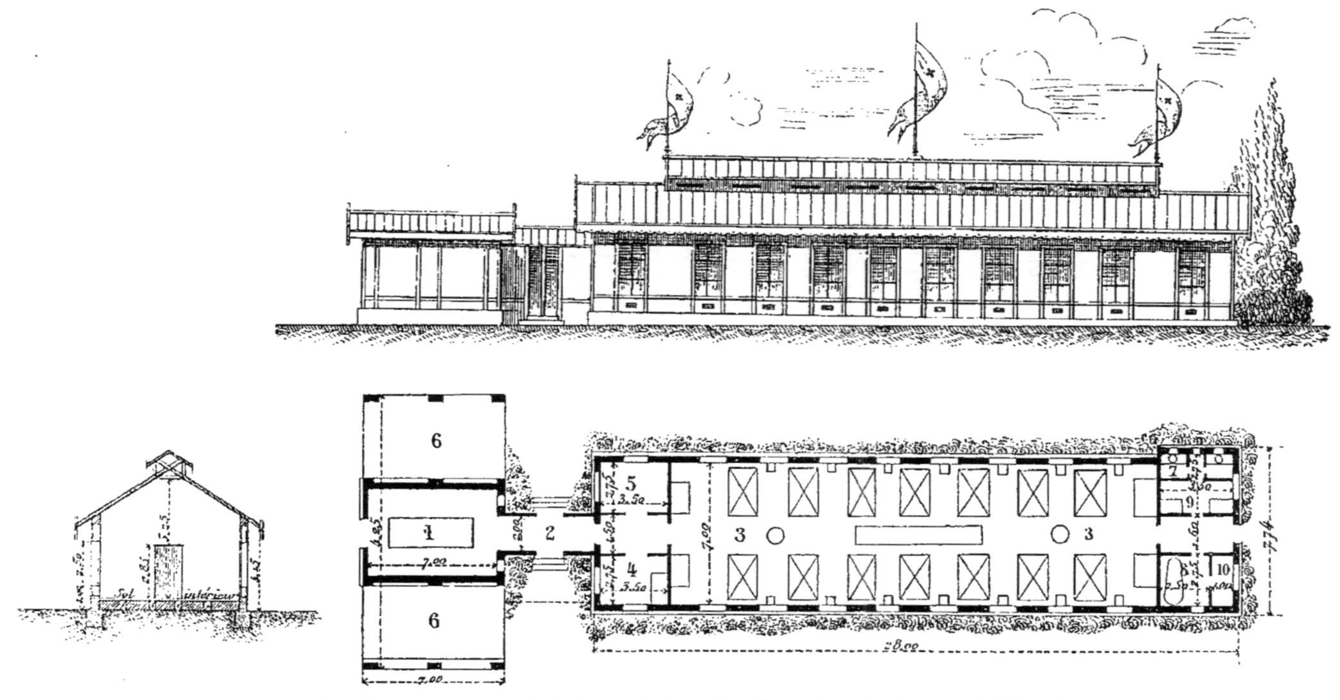

1. Salle d'opérations. — 2. Galerie. — 3. Grande salle. — 4. Infirmiers. — 5. Lingerie.
6. Tentes. — 7. Water-closets. — 8. Bains. — 9. Lavabo. — 10. Matériel.

Fig. 51. — Baraque exposée. Perspective, plan, coupe.

les matériaux de cette construction, les monter, les démonter, les réparer.

La fonte, le fer, qui sont des matériaux excellents pour la charpente des hôpitaux fixes, ne valent pas le bois pour des ambulances et hôpitaux provisoires. En temps de guerre, on n'a pas sous la main du fer préparé, constituant une charpente spéciale, là où il faut construire instantanément un hôpital.

La charpente de la baraque se compose de poteaux en sapin de 12 centimètres carrés, supportant les fermes du comble et reliés entre eux par des traverses boulonnées sur les poteaux. Les parements intérieur et extérieur de la construction sont formés de panneaux en planches placées dans des coulisses, disposition qui permet un montage et un démontage très-faciles. Entre ces parements, constituant une paroi double ou double muraille, il y a un espace libre de 8 centimètres, où l'air peut circuler. On a ainsi, tout autour de la salle, une couche isolante, qui met l'atmosphère intérieure de la baraque à l'abri des variations de la température extérieure.

Le plancher de la baraque a été élevé de 60 centimètres au-dessus du sol, afin d'éviter l'humidité. Préalablement, le sol avait été recouvert d'une couche de béton (on peut aussi le bitumer).

L'espace compris entre le plancher et le sol avait été encore préservé de l'humidité par une clôture en planches; une rigole recevait et entraînait au dehors les eaux de l'égout du toit.

Les parois de la salle d'ambulance, verticales jusqu'à une hauteur de 4 mètres, s'inclinent ensuite vers le faîte, de manière à conduire, le long de surfaces légèrement arrondies, l'air vicié vers le lanternon, d'où il s'échappe par les vasistas qui y ont été disposés, en nombre égal aux fenêtres.

L'ensemble de la baraque repose sur un soubassement, qui peut être en pierres, en briques, ou plus simplement formé de pièces de bois disposées en longrines, et moisées sur des poteaux fichés en terre.

Éclairage. — La salle est éclairée par seize fenêtres (huit de chaque côté) qui ont 2^{m},50 de hauteur, 1^{m},30 de largeur, et s'ouvrent à 0^{m},85 au-dessus du plancher.

On n'a pas craint de donner à ces ouvertures de grandes dimensions et de les faire descendre très-bas. Les fenêtres placées trop haut donnent un aspect triste à une salle de malades; elles rendent difficile la ventilation des parties basses de la pièce. Quant au froid, il n'est point à redouter, si on adosse les lits aux trumeaux de 1m,30 qui séparent chaque fenêtre, comme cela a été fait à l'Exposition.

La nuit, quatre lanternes munies de carreaux verts donnent une lumière suffisante et qui ne fatigue pas les malades. La chaleur développée entraîne les gaz de la combustion et l'air vicié de la salle, par un tuyau d'évacuation, qui les conduit à l'extérieur, et sert ainsi de ventilateur.

Ventilation et chauffage. — La ventilation est assurée par :

1° Les seize fenêtres ci-dessus décrites;

2° Seize trappes ou bouches d'appel pourvues d'un treillis à l'extérieur, et munies à l'intérieur d'une porte que l'on ouvre ou ferme à volonté. Il y a un de ces orifices au-dessous de chaque fenêtre. Après un pansement, l'ouverture d'une de ces trappes et celle d'un des vasistas du lanternon produisent un courant qui suffit à entraîner très-rapidement toute mauvaise odeur;

3° Les châssis du lanternon;

4° Des vasistas à soufflet établis dans les parties supérieures des fenêtres, et disposés de façon à diriger l'air pur vers les parties élevées de la salle, où il se mélange, sans que les malades souffrent de l'action directe de ce courant.

Enfin, les appareils de chauffage (calorifères obligeamment prêtés à la Société par la Compagnie du gaz) servent encore à la ventilation.

Les tuyaux des deux calorifères destinés au chauffage de la baraque avaient été pourvus de manchons largement ouverts par le bas, et communiquant à l'extérieur à travers le toit. La chaleur du tuyau développe dans l'intérieur de ce manchon un fort courant ascendant, d'où résultent un appel puissant et l'évacuation constante de l'air vicié de la salle.

Les appareils portatifs sont les seuls qui conviennent au chauffage des hôpitaux ou ambulances provisoires. Ils ne nécessitent aucune substruction. Dans le modèle de baraque exposé, on avait seulement ménagé une prise d'air extérieur au-dessous de chaque calorifère, au moyen d'un tuyau allant s'ouvrir sur une des parois latérales. Ainsi disposé, le chauffage sert lui-même à la ventilation, à l'introduction de l'air pur, et ne vient pas concourir, comme il arrive trop souvent, à la combustion de l'oxygène de l'atmosphère intérieure de l'ambulance et à la production d'acide carbonique.

La circulation d'air ménagée entre les doubles parois de la construction complète encore la ventilation de la baraque.

Propreté. — Toutes les surfaces intérieures sont vernies. Les parquets ont reçu une couche d'huile de lin bouillante. Le lavage de toutes ces surfaces est donc facile, et, ce qui est très-important, le séchage est aussi complet et aussi rapide que possible.

Montage et démontage. — La baraque peut être très-rapidement montée : de six à dix jours suffisent pour le travail nécessaire à cette opération. Quand on se rappelle le temps que l'on a mis (plusieurs mois!), pendant la dernière guerre, à préparer des plans, à chercher des modèles, on comprend quel service peut rendre la possession d'un type arrêté d'avance et combiné avec soin, ne fût-il pas absolument parfait. La baraque se démonte très-aisément, grâce au mode de construction que nous avons indiqué.

Transport. — Cinq ou six voitures suffisent pour transporter les matériaux de la baraque.

Prix. — Une baraque semblable au modèle exposé reviendrait environ à 15,000 francs.

LITS D'AMBULANCE. — LITS MÉCANIQUES.

APPROPRIATION DES LITS PRÊTÉS PENDANT LA GUERRE POUR LE SERVICE DES AMBULANCES. — LITERIE.

Sauf quatre lits, modèle d'hôpital, les lits placés dans la baraque avaient été obligeamment prêtés à la Société pour la durée de l'Exposition; ils n'étaient pas spécialement construits pour ce service. S'ils étaient très-faciles à monter et à démonter, d'un poids et d'un volume peu considérables, conditions essentielles pour un mobilier d'ambulance, ils étaient beaucoup trop bas pour le service hospitalier, pour la visite médicale, pour les opérations et le service des pansements.

Aussi la Société a-t-elle fait construire, par M. Walcker, des modèles de lits qui joignent aux qualités ci-dessus une hauteur bien calculée, et sont munis d'une tablette fixe pour recevoir les objets que le malade doit avoir sous sa main.

Ce sont les quatre lits indiqués plus haut.

Mais, il faut bien le reconnaître, les conditions ordinaires des hôpitaux provisoires de la Société seront exactement celles que l'on rencontre dans la baraque exposée. En temps de guerre, la Société ne peut faire construire des modèles de lits pour tous les services dont elle est chargée. Comme elle l'a fait en 1870, elle garnira encore ses ambulances des lits qui sont mis immédiatement à sa disposition, — et avec tant de générosité, — par le public. Ces lits sont bien loin d'être spécialement faits pour ce service : ce sont des lits prêtés par des particuliers, des lits de pensions, des lits quelconques. Dans les hôpitaux provisoires dont nous avons été chargés pendant la guerre, nous avons reçu et hospitalisé plus de six mille malades et blessés, et cependant nous n'avions pas à notre service un seul lit pouvant être appelé lit d'hôpital; lits et literie nous avaient été prêtés par les particuliers, par les pensionnats, par les établissements publics, etc., et nous avons été fort heureux de les avoir, encore qu'ils ne fussent pas tout à fait l'idéal du lit d'ambulance.

Il n'est pas impossible de remédier au défaut de hauteur.

Quant à l'absence de la tablette où le malade pose sa cuiller, sa timbale, les fioles qui contiennent les préparations pharmaceutiques prescrites, etc., tablette qui fait corps avec le lit de fer de l'hôpital, rien de plus simple que d'y suppléer par l'addition d'une petite tablette mobile en bois (ou en fer), fixée à la tête du lit de fer, au moyen de deux petits crochets, comme on le voit dans l'exposition de la Société.

Dans certains cas spéciaux, un lit mécanique est indispensable, pour pouvoir changer le malade, lui donner les soins de propreté nécessaires, passer, enlever le bassin, sans déranger le patient. La baraque exposée contenait deux spécimens de lits mécaniques (*modèle d'Haisne*). Ces lits permettent d'abaisser un fragment central du lit, et de le replacer, sans que le malade soit dérangé en aucune façon.

Quant à la literie, outre les matelas ordinaires en laine et crin, il a été ajouté, à titre de spécimen, quelques matelas en *foin regain.*

Dans quelques hôpitaux de Suède et de Russie, ces matelas en foin regain sont utilisés dans tous les cas où la contagion peut être redoutée, comme on se sert aussi quelquefois en France des matelas de balle d'avoine. On les emploie notamment, dans les hôpitaux généraux, pour les malades atteints d'affections telles que : érésipèle, pourriture d'hôpital, infection purulente, etc.; dans les hôpitaux de femmes en couche, pour les malades atteintes de fièvre puerpérale.

Ces matelas, d'un très-bas prix, sont destinés à être immédiatement brûlés, dès qu'ils ont servi à un malade.

Ils permettent d'éviter, dans bien des cas, la propagation des maladies transmissibles.

Nous indiquons, à la fin de ce chapitre, quelques appareils en usage pour opérer la désinfection de la literie et des vêtements provenant des malades, et pour la destruction des éléments de la contagion. On verra combien ce service présente de difficultés, et on comprendra quels avantages on peut tirer, toutes les fois que cela est possible, de l'usage d'une literie qui ne sert qu'à un seul malade.

SALLE D'OPÉRATIONS.

La salle d'opérations est reliée à la baraque d'ambulance par un couloir de 4 mètres de long, à parois vitrées et mobiles. La figure 48 fait comprendre sa disposition.

La salle a 6 mètres de longueur, sur $4^{m},25$ de large, et $3^{m},50$ de hauteur.

Au centre de la pièce sont deux modèles de tables à opérations pliantes et portatives ; sur les côtés, sont disposés divers modèles de bancards, des appareils chirurgicaux, des boîtes de pharmacie et de pansement; deux grandes vitrines reçoivent les instruments de chirurgie et divers moyens de secours, sur lesquels il sera donné quelques détails dans les chapitres IV et V.

HANGAR

RAPPELANT L'ANCIENNE AMBULANCE DE *LA GRANDE-GERBE*.

Dans son exposition, la Société a placé ses voitures d'ambulance sous un hangar, auquel elle a donné, sinon les dimensions, du moins la forme et l'apparence d'un des pavillons de l'*Ambulance de la Grande-Gerbe*. Cette ambulance, ou hôpital baraqué, fut construite, dans le parc de Saint-Cloud, par la Société française de secours aux blessés, pendant la guerre de 1870, sur les plans et indications du docteur baron Mundy. La Société a donné depuis à l'armée française cette ambulance, qui a servi longtemps d'hôpital militaire aux troupes du camp de Villeneuve-l'Étang.

La Société avait pensé un instant disposer, aménager une travée du hangar de son exposition en ambulance, pour faire comprendre au public ce qu'était l'ambulance de *la Grande-Gerbe*, et lui permettre d'apprécier les avantages qu'un mode d'hospitalisation de ce nouveau genre pouvait offrir aux blessés et malades : vie en plein air, au milieu des arbres, des fleurs et des belles avenues du parc de Saint-Cloud, qui offraient de salutaires promenades pour les convalescents. Quel contraste entre ces pavillons, largement ouverts, l'été, à l'air pur, à la lumière, partout entourés de verdure, au milieu du calme de la campagne, et les hôpitaux et ambulances des grandes villes, et surtout de Paris en 1870 ! Comme on comprend aisément que le moral ait toujours été bon, et que les guérisons aient été plus nombreuses, dans cette ambulance privilégiée, heureuse création de la Société française de secours aux blessés militaires !

Mais tout aurait manqué, dans les conditions imposées par l'exposition, pour l'intelligence de ce rapprochement. Avec les dimensions du hangar primitif, agrandies pour l'harmonie de l'ensemble de notre exposition; avec l'impossibilité d'ouvrir des fenêtres dans la paroi postérieure, le bâtiment ne représentait plus que trop imparfaitement *la Grande-Gerbe*, et puis, le milieu, l'espace auraient fait défaut autour de ce simulacre trop incomplet de cette ambulance.

Il ne sera pas du moins sans intérêt de donner ici les dimensions exactes des pavillons de *la Grande-Gerbe*, et de tracer une description succincte de cette ambulance, en y joignant un plan dessiné d'après une photographie. (Fig. 52.)

L'ambulance de *la Grande-Gerbe* se composait de 25 bâtiments, isolés les uns des autres :

8 baraques, à 25 lits chacune : total, 200 lits;
3 baraques pour médecins;
1 chalet pour la direction et l'administration;
1 baraque pour les opérations;
1 baraque pour la pharmacie;
1 baraque pour les morts;
2 baraques pour les infirmiers;
1 baraque pour la cuisine;
2 baraques-réfectoires;
2 baraques pour lingerie et magasins (effets et armes);
1 hangar pour le linge sale,
1 hangar pour le combustible;
1 écurie.

Tous ces pavillons étaient construits en bois, placés à distance les uns des autres, et avaient reçu une orientation différente.

La figure 53 (p. 100) représente un de ces pavillons, le pavillon *Velpeau*. On voit l'aménagement intérieur de la baraque, qui est entièrement ouverte sur sa face antérieure.

Chaque pavillon d'ambulance avait les dimensions suivantes :

Longueur	30m,00
Largeur	5m,00
Hauteur en arrière	3m,00
Hauteur en avant	4m,10

La face postérieure de la baraque était formée d'une cloison double en planches; elle était percée de fenêtres de distance en distance.

La face antérieure de la baraque n'avait pas de paroi fixe. Elle ne présentait que des poteaux ou supports, destinés à recevoir des rideaux, abaissés la nuit ou par les mauvais temps, relevés le jour et par le beau temps, de façon à laisser alors cette face de l'ambulance complètement ouverte.

Il y avait une fenêtre à chaque pignon ou face latérale.

Le mobilier de chaque baraque se composait de 25 lits de fer, de 2 armoires pour linge et médicaments, de tables, tables de nuit, etc.

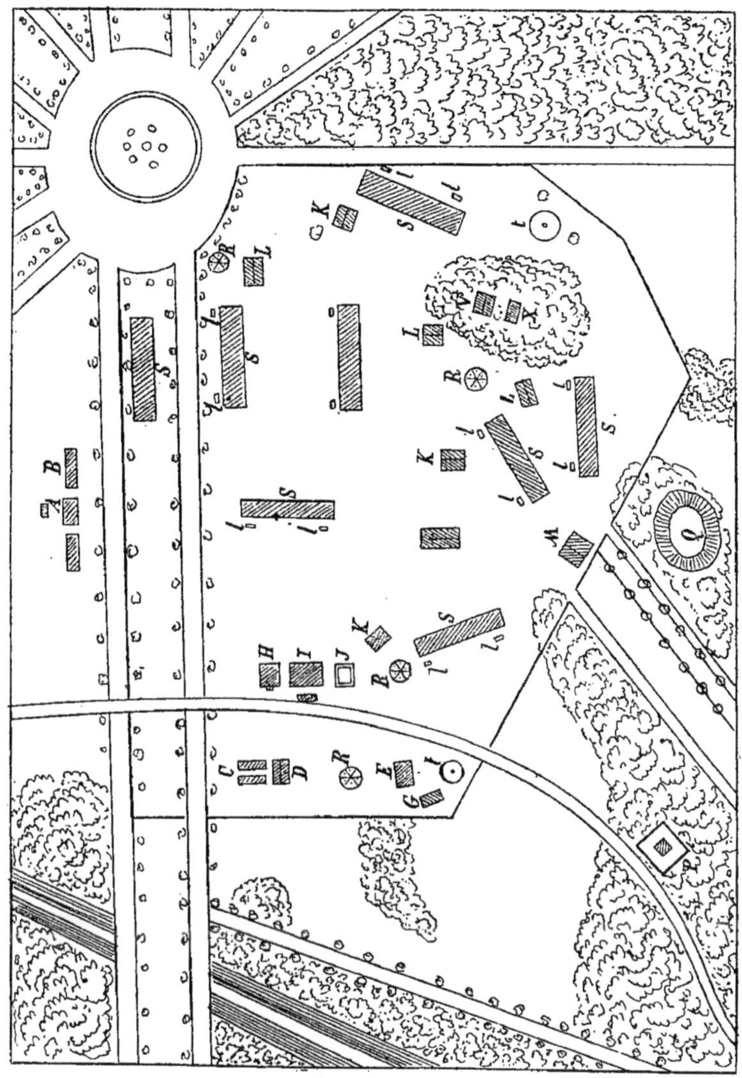

Fig. 52. — Plan de l'ambulance de *la Grande-Gerbe*.

A. Remise. — B. Écurie. — C. Magasins généraux. — D. Lingerie. — E. Linge sale. — G. Dépôt de terre. — H. Magasin. — I. Cuisines. — J. Immondices. — K, K, K. Médecins. — M. Médecin en chef. — L, L, L. Sœurs. — R. Réfectoire. — S, S, S Salles de malades. — V. Salle d'opérations. — X. Pharmacie. — t, t. Tentes. — P. Salle des morts. — Q. Abreuvoir. — Z. Chemin de fer de Versailles (r. d.). — l, l, l, l. Lieux d'aisances.

Chaque pavillon avait, en arrière et à distance, deux cabinets d'ai-

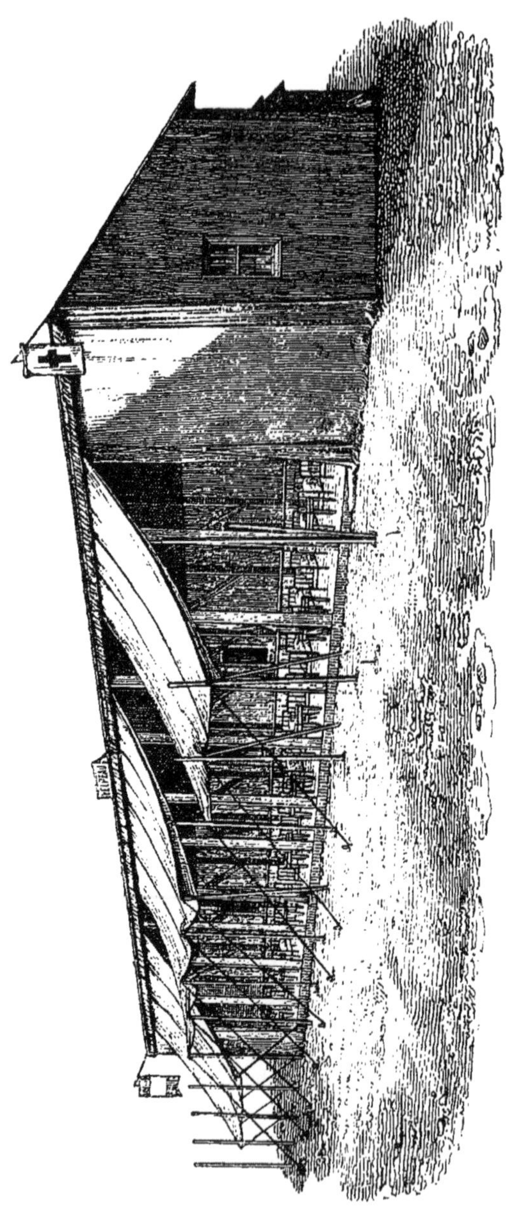

Fig. 53. — Un des pavillons de l'ambulance de *la Grande-Gerbe.*

sances, construits en bois, avec sièges de chêne, et système de désinfection par un mélange de terre préparée (système *Moule*).

Le plan fig. 52 (p. 99) donne une idée de la disposition des différents pavillons et annexes de cette ambulance, d'une valeur indiscutable, comme ambulance d'été.

PLAN D'UNE AMBULANCE BARAQUÉE.

DIVERS MODES DE GROUPEMENT.

Une ambulance baraquée se compose d'un certain nombre de pavillons ou baraques, — comme la baraque que la Société a exposée, par exemple, — nombre variable, suivant le chiffre de blessés et de malades que doit recevoir l'ambulance.

Étant donné un nombre important de malades ou de blessés à soigner, le problème consiste toujours :

Au point de vue de l'hygiène, à éviter l'encombrement, l'accumulation des malades ou blessés;

Aux points de vue administratif, économique et militaire, à ne rendre le service ni trop compliqué ni trop difficile, au point de vue de la surveillance et de la discipline.

Pour éviter l'encombrement et l'influence funeste qu'exercent les malades les uns sur les autres, il faut adopter de très-petites salles ou baraques, contenant de dix à quatorze lits, bien aérées, bien orientées et séparées les unes des autres par un espace libre suffisant.

On peut alors classer par catégories les malades admis dans l'hôpital : ici on recevra les blessures graves; là, les blessés légèrement atteints; dans un pavillon, les maladies non contagieuses; dans d'autres pavillons, les maladies susceptibles de se propager par contagion ou par infection.

On évitera ainsi les funestes effets de l'encombrement, la production des cas intérieurs de fièvre, de diarrhée, de dysenterie, etc. On ne verra plus un homme entrant à l'hôpital pour une cause des plus légères, une indisposition des moins sérieuses, y contracter, — comme cela arrive journellement dans les grands hôpitaux permanents, civils et militaires, — une maladie mortelle ou une complication des plus funestes.

Toutefois, afin de ne pas multiplier le personnel et de rendre le service plus facile, les baraques doivent être placées, quelque disposition que l'on adopte, de façon à ne pas exagérer la distance qui doit séparer entre eux ces pavillons[1], et celle qui sépare chaque pavillon des services généraux : administration, pharmacie, cuisine, etc.

Si ces conditions sont remplies, on conserve les avantages économiques d'un hôpital à administration centralisée, à unité de direction, d'un hôpital considérable, avec la facilité de ses services, de la surveillance et des soins, en même temps que l'on obtient la sécurité hygiénique, qui ne se rencontrait jusqu'ici que dans les hôpitaux réduits à un nombre très-restreint de malades ou blessés.

On arrive à résoudre ce problème, en apparence insoluble, qui se représente à chaque guerre, ou au retour de chaque épidémie :

Soigner un très-grand nombre de malades ou de blessés, sans créer ce rapprochement funeste qui expose à la contagion, à l'infection, et diminue les chances de guérison dans une si grande mesure.

Pour obtenir ce résultat, nous avons indiqué les conditions que chaque baraque, élément, unité d'un hôpital, doit remplir, dans sa construction et dans ses aménagements, au point de vue de l'hygiène.

Il reste à montrer comment devront être groupés plusieurs de ces éléments, pour organiser un hôpital salubre.

Les combinaisons sont nombreuses, et la guerre américaine nous les a présentées dans leur variété pour ainsi dire infinie.

On peut du moins les réduire à quelques types.

L'hôpital baraqué peut être construit sur le type *circulaire* ou *rayonnant*, le type *demi-circulaire* [2] ou le type *en croix*, qui en dérive. Les baraques sont disposées comme des rayons autour d'un espace central, où se trouvent les services généraux et la salle d'opérations. (Fig. 54.)

Des passages bitumés, couverts, et dont les parois sont formées par des rideaux mobiles, permettent les communications, mettent les malades et le personnel à l'abri du froid et de la pluie, et assurent la

[1] La distance *minimum* exigée entre les pavillons est égale à leur hauteur, afin qu'une baraque ne soit jamais placée dans l'ombre de la baraque qui suit. C'est là un minimum insuffisant.

[2] C'est sur ce type qu'est conçu le projet d'ambulance baraquée proposé par notre collègue, M. le docteur Bureaud-Riofrey, président du Comité de Moret-sur-Loing, pour un hôpital à établir à Bois-le-Roi, sur la lisière de la forêt de Fontainebleau, dans des conditions exceptionnelles de salubrité, projet dont le plan a été exposé dans la grande salle de l'ambulance de gare, au Champ de Mars.

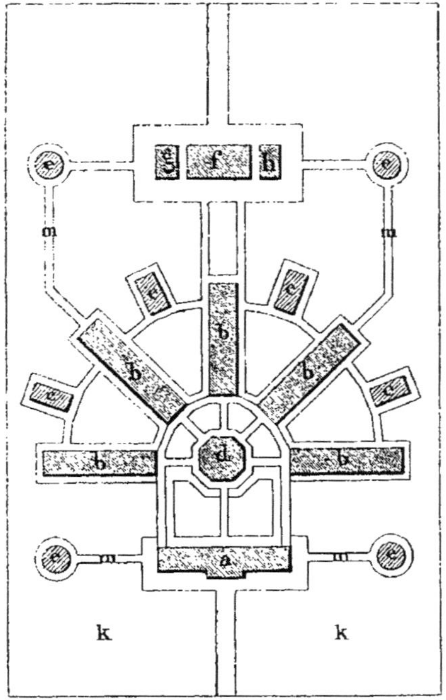

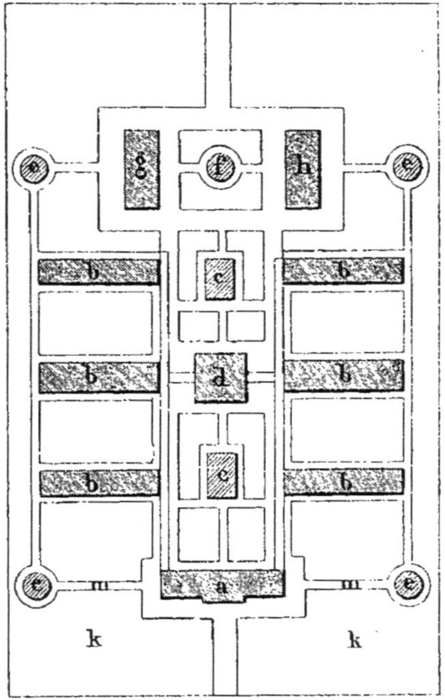

Fig. 56. — Projet d'hôpital baraqué, à pavillons parallèles.

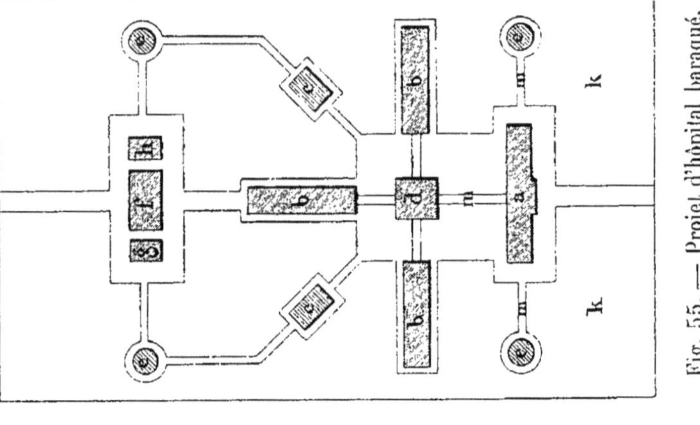

Fig. 55. — Projet d'hôpital baraqué. Pavillons *en croix*.

Fig. 54. — Projet d'hôpital baraqué. Type demi-circulaire.

libre circulation de l'air dans tout l'espace compris entre les baraques. Des baraques ou tentes d'isolement sont établies sur le prolongement des rayons, et du côté opposé à celui d'où souffle le vent dominant.

Nous donnons dans la figure 55 un spécimen d'hôpital baraqué (type *en croix*) d'après le projet d'un de nos collègues et confrères.

Les services généraux sont réunis en avant de l'hôpital (a).

Ils comprennent : au centre, un vestibule ; à gauche, la pharmacie et la lingerie ; à droite, un bureau d'entrées, une salle pour les sœurs, une cuisine.

Ce pavillon a un premier étage destiné à l'habitation du personnel.

Des passages couverts (m), n'interceptant pas la circulation de l'air, permettent de communiquer d'un service à l'autre.

Les trois baraques (b), les deux grandes tentes (c) — modèle exposé — et les tentes d'isolement (e) sont largement espacées et séparées par des jardins (k).

A la partie opposée à l'entrée, il y a un hangar (f) pour les voitures destinées à faire le service de l'hôpital, à amener les blessés et les malades et à faire les évacuations. A droite et à gauche de ce hangar, se trouve un petit pavillon pouvant servir, l'un de dépôt pour le linge sale (h), l'autre de salle des morts (g).

Dans ces dispositions, les pavillons, n'étant point parallèles, ont des orientations différentes.

On peut encore, suivant les dispositions locales, réaliser les types *carré*, *losangique*, *triangulaire*, et disposer des baraques en séries parallèles sur chaque côté d'un carré, d'un triangle, d'un losange.

Pour fixer les idées, nous donnons, dans la figure 56, un exemple d'hôpital baraqué à pavillons disposés sur deux lignes parallèles. Au centre existe toujours la salle d'opérations (d) ; en avant, les bâtiments de l'administration (a) ; à droite et à gauche, trois baraques (b). Entre elles, on a placé deux grandes tentes (c) ; à l'extrémité opposée à l'entrée, un hangar à voitures (f), des salles d'isolement (e), etc.

Cette disposition (hôpital à baraques parallèles) a l'avantage de permettre de donner à tous les pavillons la meilleure orientation et la meilleure exposition possible. Dans notre pays, la disposition la plus favorable est celle qui assure l'action bienfaisante du soleil sur les deux grands côtés de la baraque, ce que l'on obtient en dirigeant le bâtiment du nord au sud.

Avec des baraques non parallèles, il y en a toujours qui sont mal exposées.

On comprend que les règles relatives à la disposition et au groupement des baraques et hôpitaux baraqués s'appliquent également aux tentes et aux hôpitaux sous tentes[1].

AMBULANCES SOUS TENTES.

MODÈLE EXPOSÉ D'UNE TENTE TYPE.

Ambulances sous tentes. — L'hôpital baraqué n'est pas un immeuble, mais il n'a qu'une mobilité relative.

La Société de secours peut être chargée de services encore moins fixes, dans un certain nombre de circonstances :

Ainsi, quand elle est appelée par le commandement militaire sur le champ de bataille ou près du champ de bataille;

Quand les mouvements des corps d'armée ne permettent pas d'installer des ambulances plus ou moins permanentes;

Lorsque le nombre des malades et blessés rend les hôpitaux et ambulances fixes insuffisants ou dangereux.

Enfin, le jour où sera réduit à de moindres proportions le système des évacuations des malades et des blessés d'hôpitaux en hôpitaux, système contre lequel tant de chirurgiens se sont élevés et dont nous avons nous-même indiqué les graves inconvénients, dans notre rapport de 1871, les malades et blessés seront traités et soignés au plus près et au plus tôt : ce que la charité commande, ce que la science et l'intérêt du service exigent.

[1] Les baraques et tentes dont il s'agit dans la description, et qui sont représentées dans les gravures ci-jointes, sont celles que la Société a exposées. Chaque baraque contient quatorze lits, chaque tente douze lits. On pourra donc, avec ces types, construire des hôpitaux baraqués ou sous tentes, contenant le nombre de lits nécessaires, suivant les besoins permanents ou transitoires.

Dans tous ces cas, la nécessité s'impose de recevoir, d'abriter, de soigner, d'isoler les malades, d'opérer les blessés sous un abri facile à élever, à déplacer, à transporter, à multiplier, à aérer, à ventiler, à assainir, assez peu dispendieux pour qu'on ne craigne pas même de le détruire, si l'assainissement en est devenu difficile ou impossible.

La tente, l'ambulance sous tentes, présentent ces conditions favorables à un degré plus élevé encore que la baraque et l'hôpital baraqué.

Ajoutons qu'il est possible d'avoir en magasin et en nombre des tentes d'ambulances, comme l'armée a des tentes pour abriter les hommes valides.

Il faut que la médecine et la chirurgie sachent et puissent camper comme l'armée active.

Entrons dans le détail.

Il faut des tentes pour soigner les malades. Il en faut pour soigner les blessés. Il y aura des tentes d'isolement destinées spécialement à recevoir les blessés pouvant devenir un danger pour les autres (blessés atteints d'infection purulente, d'érésipèle, etc.).

Il y aura des tentes pour l'isolement des malades atteints de maladies contagieuses (fièvres éruptives, fièvre typhoïde, etc.).

De là, trois types principaux à préparer : 1° la *tente d'ambulance proprement dite;* 2° la *tente à opérations;* 3° la *tente d'isolement.*

Enfin, à côté de ces projets de tentes types, la Société devait montrer un spécimen de tente improvisée, de même qu'elle a indiqué, à côté de ses autres types, des spécimens de brancards, de voitures, et de wagons improvisés.

En effet, encore que la construction des tentes demande moins de temps que celle des pavillons des ambulances baraquées, et qu'il semble plus facile de multiplier les tentes que les baraques, malgré toute la prévoyance possible, il est bien évident qu'en guerre, on manquera de tentes, comme on manquera de baraques, comme on manquera de brancards, de voitures, de wagons, etc.

Il est indispensable et d'une excellente prévoyance de construire des types; mais ce serait le comble de la naïveté de croire, quoi que l'on fasse, que l'on pourra toujours en avoir en nombre suffisant pour les besoins.

La Société a donc songé à exposer aussi un spécimen d'improvisation d'abri pouvant être réalisé partout, et dont les matériaux fussent aussi faciles à obtenir qu'à mettre en œuvre : la toile, le coton, propres à la construction d'une tente ne se trouvent pas si aisément en tout lieu[1], et dans toutes les circonstances.

Modèle de tente exposée. — Éclairage, chauffage, aérage et ventilation. — La tente exposée par la Société française de secours aux blessés militaires n'est que la réalisation du projet de tente type, que j'avais été chargé de préparer et de faire exécuter, en vue de l'exposition. Cette tente est destinée à recevoir 12 blessés ou malades.

Elle est partout, dans ses murailles, comme dans son toit, formée de doubles parois, espacées de 50 centimètres.

Elle est construite sur un terrain de 11 mètres de long sur 8 mètres de large.

Elle a, à l'extérieur, ces mêmes dimensions.

Elle s'élève à 4^{m},50 sous le premier faîtage, lequel est supporté par trois colonnes en bois de 11 centimètres carrés, divisées, chacune, en deux parties qui s'emboîtent. Le second faîtage est à une hauteur de 5 mètres du sol. (Fig. 57.)

Paroi extérieure. — La paroi extérieure de la tente est en toile à voile très-forte.

La muraille extérieure latérale de la tente a une hauteur de 2^{m}, 25. Elle est mobile, pour permettre, quand on veut, une plus large

[1] La guerre entre la Russie et la Turquie fournirait, s'il en était besoin, une preuve nouvelle de cette vérité banale, mais néanmoins bonne à dire. Au début de la guerre, la Société française s'informa, auprès des Sociétés de secours aux blessés des deux peuples belligérants, de la nature du matériel de secours qui pourrait leur être le plus utile. La Société de secours aux blessés de Constantinople se prononça pour des tentes devant servir de premier abri aux malades et blessés. La Société française envoya à Constantinople vingt-neuf de ces tentes, à titre de don. Plus tard, l'armistice conclu, la Société russe, ayant un très-grand nombre de blessés et malades à hospitaliser à Odessa, pria la Société française de secours aux blessés de lui faire confectionner et de lui faire expédier à Odessa des tentes pour recevoir et soigner 3,000 hommes alités.

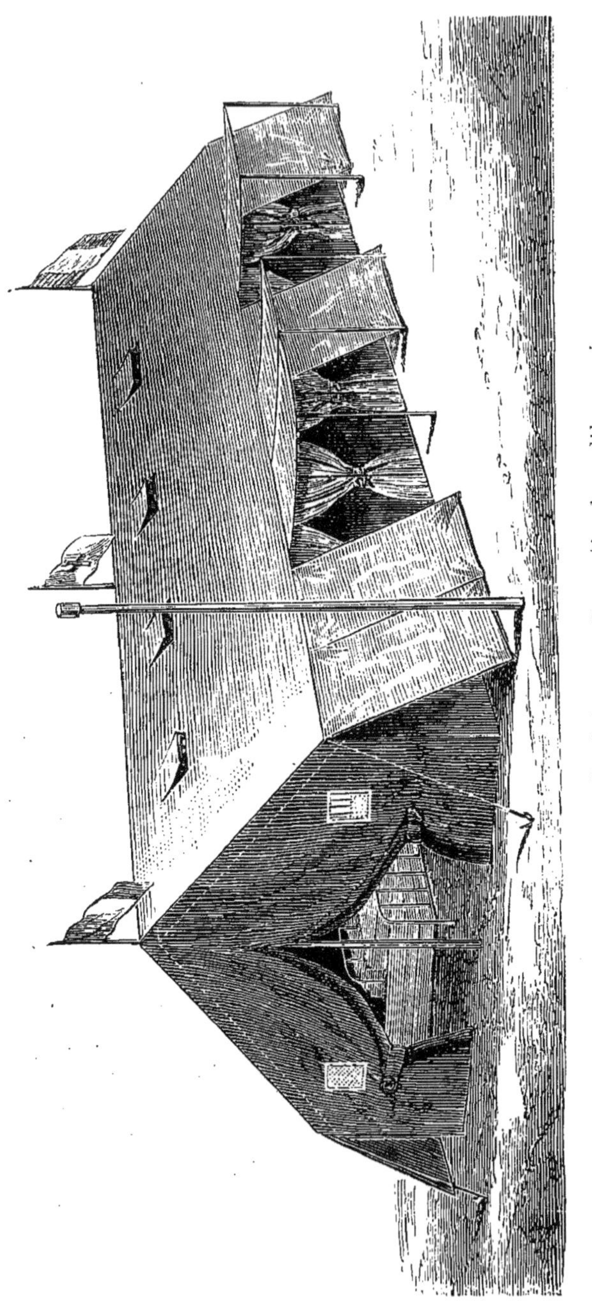

Fig. 57. — Tente d'ambulance. — Perspective du modèle exposé.

aération de la tente, l'accès de la lumière, des rayons solaires, ou pour former des passages nécessaires au service. Ces parois peuvent s'ouvrir par travées, par fractions, et s'attacher comme des rideaux, ou bien se relever horizontalement sur des piquets.

Les toiles superposées du toit sont, partout, à égale distance l'une de l'autre : 50 centimètres.

Dans la tente dite *américaine* les deux toiles, écartées d'environ 50 centimètres au bord inférieur du toit, se rejoignaient vers le faîte, en formant un angle très-aigu. Dans la pratique, l'inégale dilatation ou contraction de deux toiles, placées l'une à l'intérieur et l'autre à l'extérieur, détermine le contact des deux surfaces dans une bonne partie de leur étendue, ce qui détruit les avantages pouvant résulter d'un double toit, les deux toiles n'en faisant plus qu'une, au moins dans le tiers de la hauteur du plan incliné qu'elles représentent.

Or, le double toit, quand les deux toiles sont partout également espacées, a l'avantage : 1° d'interposer entre les deux surfaces une couche d'air protectrice, car elle conduit encore plus mal la chaleur et l'humidité que les étoffes employées, et, par conséquent, elle s'oppose aux variations de la température et de l'état hygrométrique de l'atmosphère de la tente; 2° de produire une ventilation due au mouvement ascendant de la couche d'air interposée entre les deux toiles suffisamment écartées, et n'arrivant en aucun point au contact.

Ces conditions sont remplies et ces avantages assurés dans le modèle de tente exposé par la Société.

Sans doute, la tente dont les deux toiles de la toiture se rejoignent au faîte n'exige qu'une pièce de faîtage, et est plus rapidement montée. Mais, quand il s'agit d'une tente d'ambulance, d'une tente-hôpital, et non d'une tente-abri, la rapidité du montage n'est plus qu'une qualité secondaire, si on la met en parallèle avec les avantages hygiéniques qui résultent de la disposition que nous avons conseillée à la Société de secours aux blessés.

Dans la partie supérieure de la tente, sur chaque côté du toit, la toile extérieure présente quatre ventilateurs, qui peuvent être ouverts ou fermés à volonté (une corde de tirage permet de les ouvrir ou de les clore suivant le besoin).

Ici encore nous avons adopté une disposition différente de celle qui existait dans la tente américaine, dont la toile extérieure ne présentait pas d'ouverture, l'air vicié devant, dans cette tente, redescendre pour s'échapper vers le bord du toit. Cela était possible dans ce type, vu l'absence de seconde toile dans la construction des parois latérales ou murailles, réduites à une simple toile à peu près verticalement tendue.

Aux deux pignons de la tente, la toile extérieure forme une ouver-

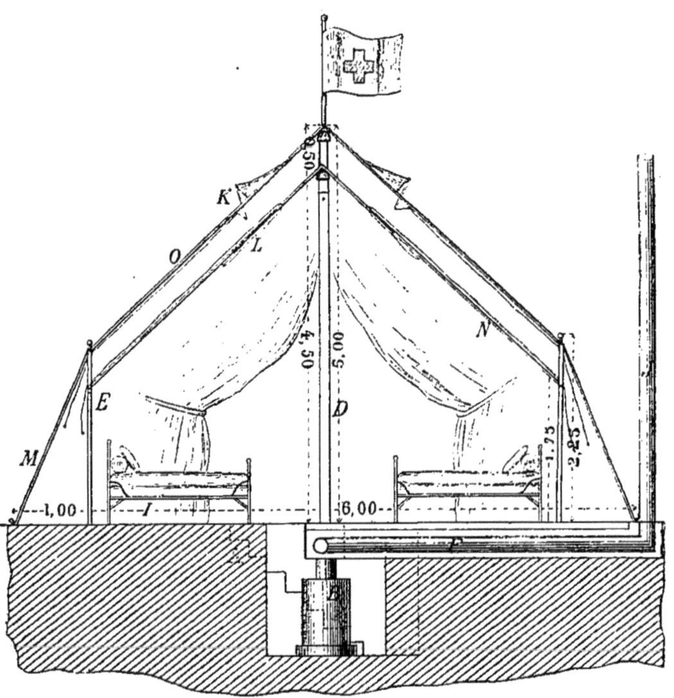

Fig. 58. — Coupe de la tente d'ambulance.

ture ou porte pourvue des appareils nécessaires pour la fermer à volonté. En outre, de chaque côté de cette porte centrale, se trouve une fenêtre à toile treillis, garnie d'un store mobile. Chaque fenêtre a 80 centimètres carrés. Ces quatre fenêtres servent à l'aération et à l'éclairage de la tente, quand le temps ne permet pas de multiplier les autres ouvertures. (Fig. 57 et 58.)

Légende de la coupe de la tente.

B. Poêle-calorifère, placé dans une tranchée pratiquée dans le sol, pour le chauffage de la tente.

(Le premier poêle venu peut être utilisé pour ce service.)

D. Un des trois grands mâts de la tente.

E. Petit mât latéral.

F. Tuyau du poêle, qui, après avoir traversé le sol de la tente dans toute sa longueur et chauffé l'air de la tente, par trois bouches de chaleur ouvertes dans le plancher C, C, C de la figure 59 (p. 114), vient dégager la fumée par le conduit vertical J, placé sur le côté.

L. Ventilateur de la toile intérieure.

M. Corde de tension. (On voit, entre la corde M et le petit mât latéral E, deux cordes destinées à ouvrir et fermer les ventilateurs K et L.)

N. Toile intérieure (coton).

O. Toile extérieure (chanvre).

K. Ventilateur de la toile extérieure (s'ouvre et se ferme à volonté au moyen de cordons).

(Les ventilateurs des toiles intérieure et extérieure ne sont pas placés en face les uns des autres; mais ils alternent, de façon que la pluie ne puisse point pénétrer dans la tente.)

On voit, dans la figure 58, les rideaux intérieurs qui cachent les fenêtres des deux extrémités de la tente. Ces fenêtres, ménagées dans le rideau extérieur, sont indiquées dans la figure 57.

Paroi intérieure. — La paroi intérieure est en toile de coton, moins perméable à l'humidité, au froid extérieur, que la toile de chanvre. En outre, conduisant moins bien le calorique, elle s'oppose mieux à la déperdition de la chaleur de l'atmosphère intérieure.

Nous avons fait nous-même des expériences concluantes à cet égard dans la cour des magasins de la Société à Boulogne-sur-Seine, expériences qui sont venues confirmer pleinement les conclusions de la science et de la pratique sur ce sujet.

La dimension intérieure de la tente est de 10m,50 de long sur 6 mètres de large, et 4m,50 de haut.

Les parois latérales intérieures de la tente sont verticales dans une hauteur de $1^{m},75$, et mobiles comme celles de la toile extérieure. Ces parties droites sont supportées par des colonnes garnies de goujons et maintenues entre elles par des tringles en fer.

Le toit intérieur de la tente présente six ventilateurs (trois de chaque côté) alternant avec ceux du toit extérieur, de façon à empêcher l'introduction de la pluie ou l'accès trop direct de l'air froid. Ces ouvertures de ventilation sont munies de stores que l'on peut faire fonctionner d'en bas, au moyen de cordons de tirage, qui permettent, suivant le cas, d'ouvrir, de clore en partie ou en totalité ces orifices.

La solidité de l'ensemble est assurée par de forts piquets et des cordes de tirage.

La capacité intérieure de la tente est de 212 mètres cubes environ, ce qui donne un cubage d'air de près de 18 mètres cubes par malade.

Ventilation. — La ventilation de la tente est largement assurée par les ouvertures que nous avons décrites: portes, fenêtres, vasistas du toit, parois relevées sur piquets ou en portières.

L'air circule constamment entre les deux parois de la tente, entre ses murailles et les deux toiles qui forment son double toit. On obtient par là le renouvellement de l'air, et, en outre, cette couche d'air de 50 centimètres d'épaisseur sert à rendre la température de la tente plus indépendante des variations extérieures.

Les voies d'accès de l'air sont donc aussi nombreuses qu'il peut être nécessaire, et, pendant l'été, le renouvellement ne présente aucune difficulté. La température de la tente est restée modérée, grâce à ces ouvertures de ventilation, pendant les plus grandes chaleurs de l'été, ainsi que l'a prouvé l'observation quotidienne du thermométrographe placé au centre de la tente.

L'introduction de l'air extérieur est en outre favorisée, en hiver, par la circulation de l'air chaud fourni par l'appareil de chauffage élémentaire dont la tente est pourvue.

Chauffage. — Le chauffage a été organisé d'après le système usité pour les serres. A l'une des extrémités de la tente, on a fait, suivant le procédé qui avait donné de si excellents résultats en 1870-71, dans l'ambulance américaine, une tranchée pénétrant à une profondeur de 1 ou 2 mètres dans le sol.

Ce petit caveau est destiné à recevoir un poêle quelconque, dont le tuyau, légèrement incliné, parcourt un canal de 50 centimètres de large, traversant le sol de la tente dans toute sa longueur, pour venir sortir à l'extrémité opposée, où il se relève verticalement, en dégageant la fumée au-dessus du toit. (Fig. 58 et 59.)

Ce canal forme une véritable chambre à air, dont la température est constamment élevée par le passage du tuyau de fumée.

De là, la chaleur se dégage dans l'atmosphère de la tente par des bouches de chaleur (trois ou quatre par tente) distribuées sur son parcours, et de plus en plus larges à mesure que l'on s'éloigne de la source de chaleur, le poêle.

Au Champ de Mars, la nature du terrain, qui avait été remué un grand nombre de fois, n'a pas permis de se contenter d'une simple tranchée. Il a fallu soutenir avec un petit mur en briques les parois de l'excavation destinée au poêle et au passage du tuyau. Mais ce n'était là qu'une mesure de précaution, inutile dans la majorité des cas, et dont un sol suffisamment solide dispensera le plus souvent.

L'appareil de chauffage peut être, nous l'avons dit, un calorifère, un poêle quelconque, avec tuyau de tôle, ou de terre cuite.

A l'Exposition, l'appareil de chauffage est représenté par un calorifère portatif, construit par la maison Langlois, pour produire un fort tirage, et muni d'un grand réservoir à eau chaude, et de bains-marie pour tenir chauds bouillons et tisanes. (Voir l'Appendice, p. 165.)

Sol. — Le sol sur lequel repose la tente a été exhaussé et recouvert d'une couche de béton et de sable. Une rigole a été disposée autour de la toile extérieure, pour entraîner les eaux provenant de l'égout du toit. (Quand la tente est élevée dans une ville, ou dans le voisinage d'une ville, et qu'elle doit servir longtemps, on peut recouvrir le sol d'une couche de bitume. Si l'on se borne à faire subir au sol la préparation usitée pour l'aire d'une grange, ou si, le sol étant très-dur, on se contente de le sabler, il faudra, au bout d'un certain temps, changer la tente de place, pour éviter l'imprégnation du sol par les miasmes.)

Mobilier de la tente. — Douze lits en fer, avec leur literie, ont été placés sous cette tente.

Nous renvoyons ici aux observations que nous avons présentées à propos des lits et de la literie de la baraque d'ambulance (p. 94 à 96); elles s'appliquent également à la tente.

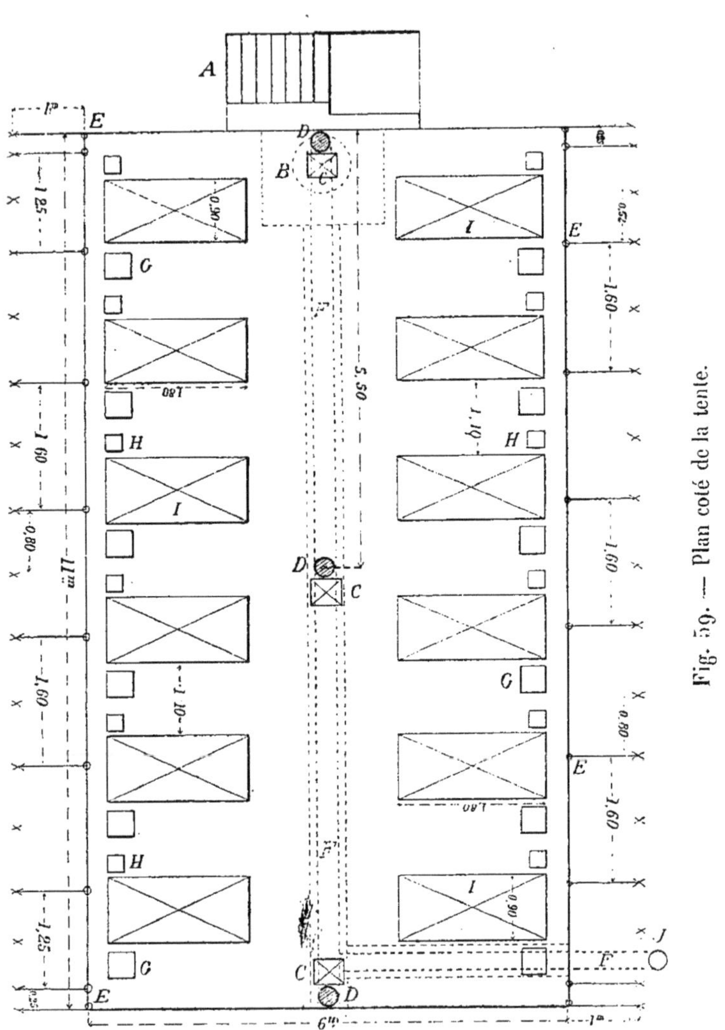

Fig. 59. — Plan coté de la tente.

Enfin, des tables, tables de nuit, des chaises, complètent le mobilier de la tente. (Fig. 59.)

Cette tente est très-facile à monter et à démonter. Quatre hommes peuvent la monter en une heure.

Pliée, elle occupe un volume de 4 mètres cubes environ.

Elle pèse environ 450 kilogrammes.

Elle peut être chargée, avec ses agrès, sur une seule voiture.

Fabriquée en nombre, son prix serait d'environ 1,200 francs.

(La tente exposée par la Société a été construite par M. Walcker.)

TENTE À OPÉRATIONS.

La place a fait défaut pour exposer une tente à opérations que la Société avait fait construire en 1872, sur mes indications et celles de mon regretté collègue, le docteur Demarquay.

Une tente à opérations doit être à la fois légère, et solide, d'un transport facile, d'un montage rapide.

Elle doit être assez spacieuse pour que le personnel des opérateurs et aides puisse s'y mouvoir à l'aise, et que le matériel nécessaire: table d'opération, brancards, cantines, boîtes d'instruments, etc., puisse y trouver place.

Il faut y ménager une ventilation convenable et un éclairage suffisant, pour que, en cas de mauvais temps, on puisse y faire les opérations, la tente étant fermée.

De larges ouvertures doivent permettre l'accès des infirmiers apportant les blessés sur des brancards.

La tente à opérations de la Société française de secours aux blessés a été disposée pour remplir ces diverses conditions. (Fig. 60.)

Elle est de forme conique; elle a 8 mètres de long, sur 6 de large, et 3^m,50 de haut.

La charpente est en sapin équarri de 10 centimètres carrés. Elle est composée de six pièces, qui, réunies deux à deux, forment deux montants de 3^m, 50 de hauteur, et une traverse de 3^m,20 de longueur. Cette charpente et les cordes de tirage fixées par des piquets donnent à cette tente une solidité parfaite.

La ventilation et le nettoyage facile de la tente sont assurés par deux larges baies de 80 centimètres de large sur 90 de hauteur,

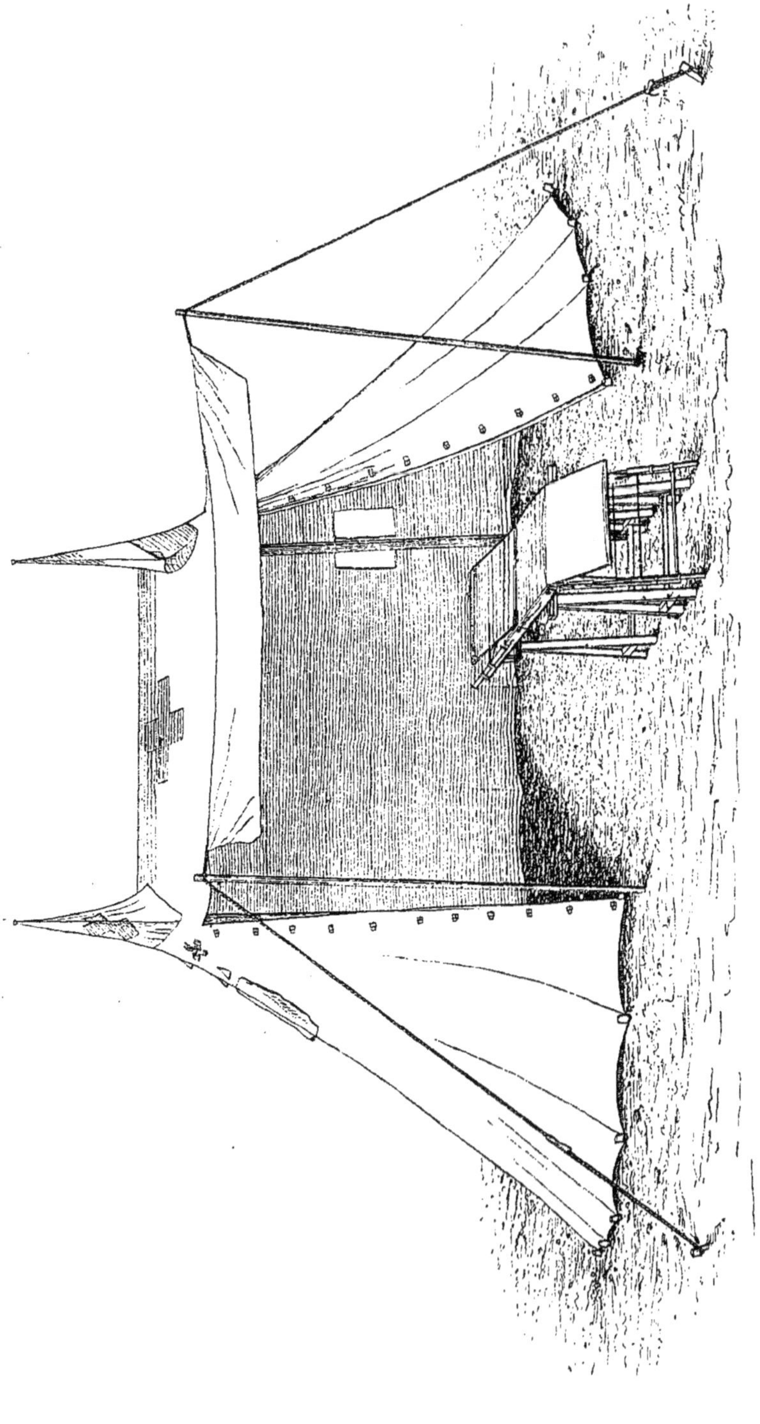

Fig. 60. — Tente à opérations. Modèle Demarquay et Riant.

disposées au ras du sol, à chaque extrémité de la tente, pouvant s'ouvrir ou se fermer très-rapidement.

La circulation de l'air est activée par quatre lucarnes ou prises d'air placées en haut de la tente, aux deux extrémités de son grand diamètre. Un chapeau en cuir de buffle empêche l'introduction de la pluie.

La lumière pénètre par quatre croisées-ventilateurs, fonctionnant, comme les stores, au moyen d'une corde et d'une tringle en fer rond formant le contrepoids. On peut ainsi régler la quantité d'air, de lumière à admettre, et se préserver de l'action du soleil, tout en maintenant une ventilation suffisamment active.

Cette tente pèse de 100 à 110 kilogrammes.

Elle peut être dressée en un quart d'heure et par cinq hommes.

Son volume, quand elle est pliée et prête à transporter, est représenté par un rouleau d'environ 2 mètres de long sur 65 centimètres de diamètre.

Le prix de cette tente, fabriquée en nombre, serait d'environ 500 francs.

(Cette tente avait été exécutée par le *Dock du Campement.*)

TENTE D'ISOLEMENT.

IMPROVISATIONS. — ABRI-PAILLE.

Le défaut de place n'a pas permis non plus d'exposer un modèle de tente d'isolement. On y aurait retrouvé du reste l'application des mêmes principes à une tente de moindres dimensions.

Il était peut-être plus important de montrer un modèle réduit d'une tente improvisée, ou premier abri rapidement fait, partout réalisable, et sous lequel on pût mettre les blessés dans d'aussi bonnes conditions hygiéniques que possible, en attendant que des moyens de transport permissent d'évacuer blessés et malades sur des ambulances ou hôpitaux provisoires de seconde ou de troisième ligne.

La paille tressée, le paillasson dont les jardiniers, les maraîchers font usage, ne sont ni rares ni difficiles à préparer, ou à mettre en œuvre, et on peut faire avec ces éléments si simples un abri provisoire capable de rendre de très-grands services.

La Société a pu du moins exposer un spécimen d'improvisation représenté par un abri de ce genre. Les dimensions de cet abri sont de 2m,85 de long sur 2m,85 de large, et 3m,46 de hauteur sous le faîte. Une charpente des plus simples et des plus élémentaires reçoit des paillassons de jardiniers qui forment les parois de l'abri, son toit, ses fenêtres et ses portes. Les parties servant de fenêtres sont maintenues plus ou moins écartées, à la façon des stores ordinaires. Les parties formant portes se relèvent en s'enroulant sur elles-mêmes, comme les stores treillis. L'intérieur de cet abri est aménagé avec des matériaux semblables à ceux qui ont servi à le construire. Le paillasson de jardinier peut en effet faire d'excellents brancards, des lits de repos, des appareils à maintenir les fractures, etc... On trouve dans cette petite ambulance *sous paille* toutes les applications pour ainsi dire de la paille à la confection des appareils improvisés pour blessés.

TENTE.

HÔPITAL MOBILE INSTANTANÉ, FORMÉ AU MOYEN DE LA VOITURE-CADRE-TENTE DU DOCTEUR OLIVE.

J'appelle de ce nom, dit M. le Dr Olive, une tente construite à l'aide de voitures-cadres-pliants et de cadres-pliants, pouvant se transporter sous un petit volume et se monter rapidement très-près du champ de bataille.

L'hôpital mobile est temporaire; il peut se déplacer facilement et plusieurs fois dans la même journée, suivre en quelque sorte toutes les phases de la bataille, devant servir de jour, et de nuit surtout, de refuge et d'abri aux blessés qui y trouvent les premiers soins.

Il devient la première base d'évacuation après le premier pansement.

L'hôpital mobile se compose de : un, deux, trois, quatre, cinq... pavillons.

Chaque pavillon est constitué au moyen de deux voitures-cadres, et de deux cadres avec roues ou sans roues : en tout, quatre cadres.

Ces quatre cadres, placés deux par deux, en face et à une certaine distance l'un de l'autre, sont fermés, en arrière et par-dessus, par les toiles dont ils sont pourvus.

Enfin l'espace entre deux cadres est recouvert au moyen d'une tente à laquelle on donne des dimensions plus ou moins grandes, suivant le besoin. (Fig. 61.)

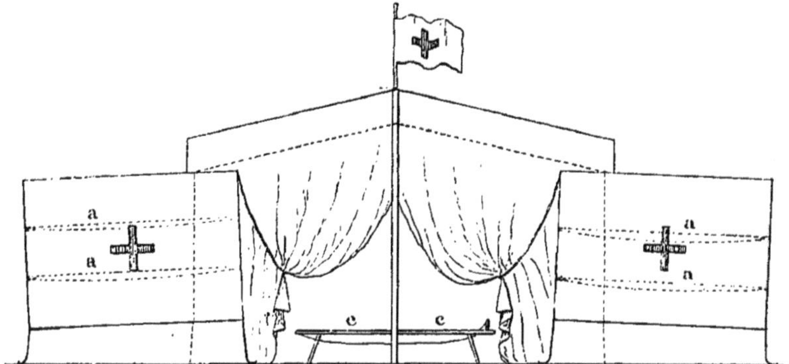

Fig. 61. — Hôpital mobile instantané du docteur Olive. Elévation

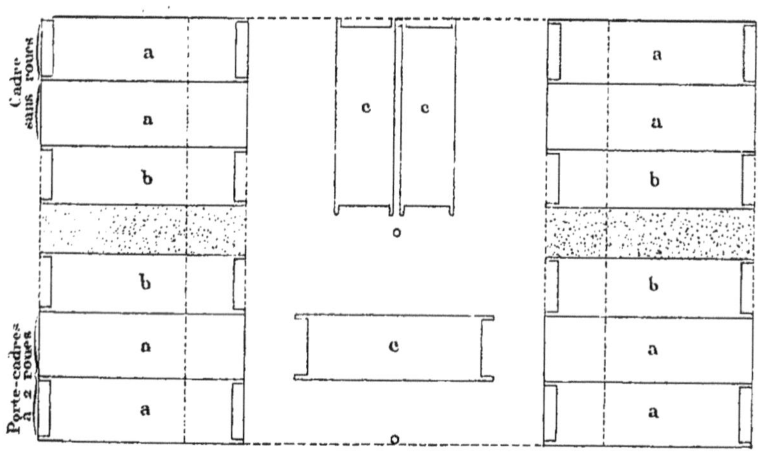

a. Brancards-lits portés sur des cadres. — b. Brancards-lits sur chaînes.
c. Brancards-lits sur pieds.

Fig. 62. — Plan d'un pavillon de l'hôpital mobile instantané.

Chaque pavillon ainsi disposé peut contenir de 20 à 28 blessés, selon l'urgence. Il a de 7 à 8 mètres de large, suivant que les rangées de cadres sont plus ou moins éloignées ou rapprochées, et $4^{m},50$ de longueur. (Fig. 62.)

Un pavillon entier, avec tente, coûte de 2,600 à 3,000 francs.

Chaque pavillon peut être facilement réuni au pavillon suivant. Les cadres sont joints entre eux à l'aide de leurs toiles respectives, et le toit est formé par une tente qui se continue d'un pavillon à l'autre. (Fig. 63.)

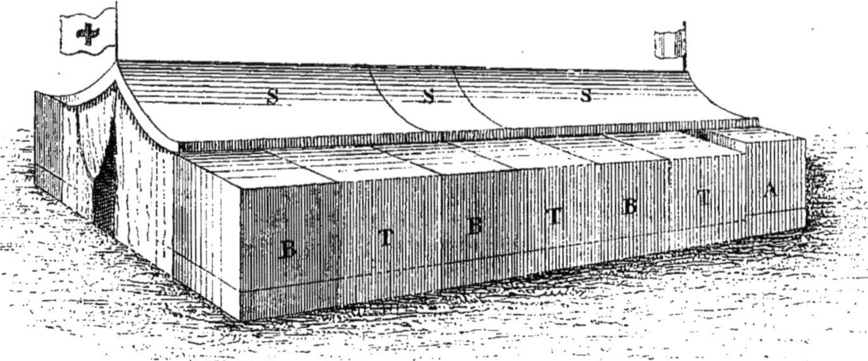

Fig. 63. — Vue perspective d'un pavillon de l'hôpital du docteur Olive.

On peut ainsi ajouter une série de pavillons ou en diminuer le nombre, selon le cas, et former, à volonté, un hôpital de 20, 40 ou 100 lits.

Chaque pavillon, étant composé de quatre cadres ou voitures-cadres, a pour personnel quatre infirmiers.

Ces quatre infirmiers peuvent monter un pavillon en trois quarts d'heure, et le démonter en une demi-heure.

On peut donc réaliser, en très-peu de temps, un hôpital de 10 à 20 pavillons, propre à recueillir de 200 à 400 blessés.

Par quel moyen plus expéditif, dit l'inventeur, pourrait-on abriter le même nombre de blessés?

En cas de départ forcé, tous les blessés peuvent être emmenés [1].

Chaque voiture-cadre transportant 4 blessés couchés et un blessé assis à côté du cocher, les 20 blessés peuvent immédiatement être évacués,

[1] L'inventeur entend qu'ils peuvent être emmenés par les voitures-cadres, et par les voitures de la Société de secours aux blessés, éléments nécessaires de l'hôpital instantané, car les simples cadres, dépourvus d'essieux et de roues, sont destinés à être pliés et transportés eux-mêmes sur des voitures.

soit sur l'ambulance sous tentes, soit sur l'ambulance baraquée, soit sur les habitations du village ou sur l'hôpital le plus voisin. Enfin, s'il y a une voie ferrée, on les dirigera par le chemin de fer, sans avoir besoin de wagons spéciaux, de wagons transformés, appropriés, etc.: tous les wagons découverts, couverts, à marchandises, à bestiaux, sont également bons, étant donné le système des voitures-cadres.

Le cadre-voiture est approché du wagon; on le pousse sur ce dernier, en se servant du rouleau que l'on trouve dans chaque cadre, et tous les cadres prennent ainsi place sur le chemin de fer, qui transporte tout le système à l'hôpital ou à la ville désignée pour le traitement définitif des blessés ou malades.

Chaque wagon peut transporter trois cadres à 12 blessés par wagon, et on pourrait à la rigueur, si le wagon était fermé, placer deux blessés de plus sur chaque cadre; ce serait alors 18 blessés par wagon.

L'auteur se demande s'il existe un moyen plus avantageux pour transporter, *sans les changer de brancards, de voiture,* les blessés, depuis le moment où ils sont recueillis jusqu'à leur arrivée à l'hôpital définitif.

En cas de maladies contagieuses, chaque pavillon peut être isolé.

Sont-ce là les seuls avantages de ce système? Non, dit le docteur Olive. Les hommes compétents verront immédiatement que c'est surtout au départ, et comme facilité de transport des cadres, qu'il y a là une économie matérielle considérable.

Les cadres pliés, n'occupant que 30 centimètres de hauteur, peuvent être transportés en grand nombre par les voitures de la Société ou expédiés par chemin de fer, ou sur des chariots, charrettes, etc., ou par des voitures-cadres, avec un petit nombre de chevaux et de personnel.

Un pareil moyen diminue nécessairement l'encombrement des routes.

« Je ne prétends nullement, ajoute M. Olive, mettre en comparaison cet *hôpital temporaire*, ou ambulance instantanée, avec les modèles exposés par la Société: baraquements construits dans toutes les conditions d'hygiène, tentes à double paroi, pourvues de toutes les améliorations exigées par la science, et permettant aux blessés de séjourner plus avantageusement sous la tente que dans les édifices où ils sont entassés si malheureusement. »

« La tente que je présente a sa place et son utilité sur les points et à l'heure où ne peuvent encore se rencontrer ces tentes parfaites, et ces baraquements définitifs, qui ne sauraient suivre l'armée d'aussi près. »

La Société a rendu justice au zèle de son collaborateur de Marseille et à ses ingénieux travaux. Elle a admis la voiture et l'hôpital instantané du Dr Olive à figurer dans son exposition du Champ de Mars, et nommé une Commission réunissant toutes les compétences pour se prononcer sur la valeur pratique de la voiture-cadre et de l'hôpital mobile.

APPROPRIATION

DES LOCAUX ORDINAIRES AUX SERVICES DES AMBULANCES ET HÔPITAUX PROVISOIRES.

Le Conseil de la Société, mettant à profit l'expérience du passé, les connaissances spéciales des membres de ses Comités d'initiative (Comité médical, Comité des études, Comité du matériel), les indications précieuses contenues dans les rapports de ses délégués, prépare les éléments d'un *Manuel* dans lequel seront indiquées toutes les conditions exigées par l'hygiène, pour la transformation en ambulances des locaux ordinaires prêtés par les particuliers, ou des édifices mis à la disposition de la Société par l'État, par des corporations ou de grandes industries.

MATÉRIEL ET PERSONNEL

NÉCESSAIRES AUX AMBULANCES ET HÔPITAUX PROVISOIRES, SUIVANT LEUR IMPORTANCE.

La Société française de secours aux blessés prépare également un *Manuel* dans lequel elle réunit tous les éléments nécessaires pour l'aménagement, la direction et le fonctionnement des ambulances, de façon à laisser le moins possible à l'imprévu.

Si, en 1870, il a fallu trop souvent improviser, faire des essais, faute d'un guide à consulter, il ne dépendra pas de la Société qu'à l'avenir des notions précises ne soient vulgarisées. Alors, les bonnes volontés ne s'attarderont plus dans la recherche longue, pénible, parfois infructueuse, des meilleurs moyens, mais elles iront droit au but, sans hésitation, sans perte de temps, en s'inspirant des conseils et profitant de l'expérience de ceux qui ont dû autrefois tout organiser, en personnel et en matériel, sans précédents, sans formules, sans indications précises.

Ainsi, et pour ne parler que de quelques points élémentaires, la Société dresse une nomenclature indiquant la nature des effets, meubles, objets de pansement, etc., nécessaires à des ambulances ou hôpitaux provisoires de 20, 50, 100, 150 et 200 malades.

Elle prépare en outre des tableaux fixant le chiffre du personnel de toutes catégories nécessaire à des hôpitaux des contenances ci-dessus indiquées.

La Société ne s'occupe pas seulement des conditions relatives au nombre, au choix et au recrutement du personnel des ambulances, elle prend aussi les mesures nécessaires pour préparer l'instruction de ce personnel, et s'efforce, dans la mesure du possible, de faire organiser, sans y concourir comme direction ou contribution pécuniaire, des conférences, cours, examens, pour former des infirmiers, des ambulanciers et des garde-malades [1].

[1] Vœux émis dans les conférences générales des 13, 14 et 15 juin 1878.

ANNEXE

DES AMBULANCES ET HÔPITAUX PROVISOIRES.

APPAREILS

1° POUR LA DÉSINFECTION DES VÊTEMENTS ET OBJETS DE LITERIE PROVENANT DES MALADES; 2° POUR LA DESTRUCTION DES PARASITES.

Un modèle que nous faisons préparer n'ayant pu trouver place à l'Exposition, nous nous bornons à donner ici quelques indications propres à faire comprendre les conditions dans lesquelles cet appareil peut être construit : conditions très-élémentaires, très-peu coûteuses, faciles à réaliser en tout lieu, et par les ouvriers les moins habiles.

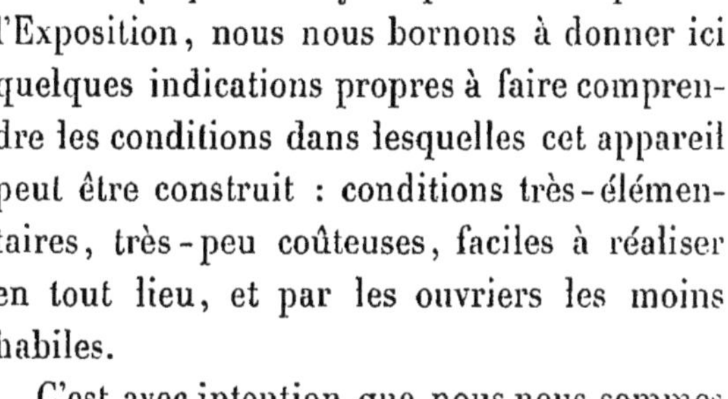

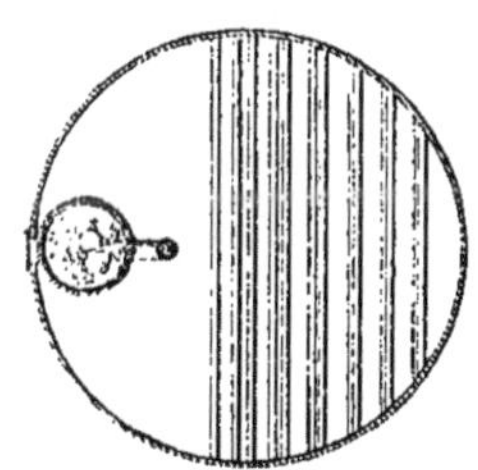

Fig. 64. — Projet de four-étuve pour désinfection des vêtements et de la literie des malades.

C'est avec intention que nous nous sommes arrêté à ces conditions élémentaires.

Nous savons quels ingénieux appareils ont été construits et fonctionnent dans quelques grands hôpitaux fixes de France, et dans de grands établissements charitables à l'étranger, et particulièrement en Angleterre, en Belgique, etc. On ne peut qu'approuver et envier de pareils modèles. Mais ils ne sont nullement applicables aux ambulances d'une Société de secours. Ce sont des immeubles, ce sont des appareils très-compliqués, très-coûteux, par les matériaux employés et par l'installation des procédés de chauffage : — ici le gaz, là la vapeur, — moyens qui ne sont pas à notre disposition dans les ambulances, ou qui ne peuvent s'y rencontrer que dans des circonstances tout à fait exceptionnelles.

Heureusement, les appareils les plus simples, s'ils sont moins parfaits, moins bien réglés, moins faciles à manœuvrer, n'en sont pas moins efficaces, et capables de rendre de très-réels services.

Notre expérience de 1870 nous a suggéré l'idée d'un modèle de *four-étuve*, dont la figure 64 donne le plan et la coupe. Ce four-étuve est construit tout en briques; il a la forme circulaire d'une petite tourelle. La base a 2 mètres de diamètre. Les parois, de forme circulaire, s'élèvent verticalement à une hauteur de 2^{m},50, où elles reçoivent le bord d'un toit construit en forme de voûte de four ou de coupole. Au centre du toit est une soupape, à fermeture hermétique, et pouvant s'ouvrir d'en bas, au moyen d'une corde passant sur une poulie de renvoi.

Une porte permet d'entrer dans la pièce, pour y introduire ou pour enlever les objets mis à désinfecter. Elle est fermée hermétiquement pendant le fonctionnement de l'appareil.

La pièce contient un poêle de tôle ou de fonte, à foyer de grandeur convenable pour pouvoir porter la température intérieure entre 100 et 105 degrés : température nécessaire pour la destruction des germes morbides. Le tuyau du poêle traverse verticalement la pièce qu'il contribue à chauffer, et dégage la fumée au-dessus du toit.

Ce poêle est placé près de la paroi de l'étuve; une porte traversant la paroi permet d'introduire du dehors le combustible dans le foyer. Il présente à sa partie supérieure une plaque de fer sur laquelle on projette du dehors le soufre dont la combustion sert à la destruction des parasites qui peuvent être contenus dans les vêtements et la literie.

La température intérieure est indiquée par un thermomètre placé derrière une petite glace fixée dans la paroi.

Des tringles en fer, disposées horizontalement sur deux rangs, reçoivent les vêtements et objets de literie à désinfecter.

Nous ne croyons pas sans intérêt de mentionner, à titre d'improvisation, un appareil très-élémentaire dont nous avons fait usage, pendant la guerre de 1870-1871, et que nous avons décrit dans notre *Rapport sur les ambulances de Chalon-sur-Saône:*

« Un service spécial avait été établi pour les malades atteints de maladies parasitaires. On sait que le traitement si simple, si prompt et si efficace de ces affections est illusoire, si on n'a la précaution de détruire le parasite dans les objets qui entourent le malade, et en particulier dans ses vêtements, en même temps que des soins hygiéniques et un traitement approprié en débarrassent le malade. Dans les grands hôpitaux, de vastes étuves sont établies pour recevoir les vêtements suspects; une haute température détruit les parasites qu'ils peuvent contenir. Ces étuves étaient d'une installation trop difficile et trop coûteuse pour des hôpitaux temporaires ou ambulances. Cependant il fallait trouver un moyen de délivrer nos malheureux soldats d'une dégoûtante et trop commune affection, qui venait ajouter de nouveaux tourments aux souffrances déjà si cruelles qu'ils enduraient.

« Un grand four aurait pu tenir lieu d'étuve. L'établissement n'en possédait pas, et aucun industriel, on le conçoit, ne consentait à pousser la charité jusqu'à prêter le sien pour cet objet.

« On fit construire un de ces fours primitifs comme ceux dont se servent les bûcherons dans les coupes de bois. Sur une assise de bouts de bois, un lit de terre glaise, au-dessus duquel on élève une voûte formée de terre glaise et de briques concassées. Toutes les semaines, on faisait plusieurs fournées de vêtements dans ces étuves économiques.

« Pour apprécier la valeur des services rendus par cet appareil élémentaire, il faut avoir vu l'état dans lequel les malades arrivaient dans nos ambulances, il faut avoir vu le désespoir de ces hommes depuis si longtemps couchés sur un fumier infect, et littéralement couverts de vermine: quelques heures de soins bien simples rendaient méconnaissables au physique et au moral ceux qui avaient passé de cette abjecte condition à la propreté de l'ambulance [1]. »

Mais ce n'était pas là tout ce que l'on peut obtenir de ces appareils. Bien que la température de ces fours fût trop variable pour donner des résultats sur lesquels on pût absolument compter, nous les avons employés aussi, faute de mieux, à la désinfection des vêtements et objets de literie provenant des individus atteints de maladies contagieuses ou suspectes. On sait qu'une température de + 100 à + 105 degrés

[1] *Rapport sur les ambulances sédentaires de Chalon-sur-Saône*, Parent, 1871.

est nécessaire et suffisante pour assurer la destruction complète des germes capables de propager les maladies de ce genre. Notre appareil, tout imparfait qu'il était, nous a donné des résultats tels, que nous croyons devoir les signaler à ceux qui, comme nous, se trouveront appelés à faire le possible, tout en regrettant de ne pouvoir réaliser le mieux.

IV

INSTRUMENTS ET APPAREILS DE SECOURS.

A. Appareils médicaux et chirurgicaux. — Types. — Boîte de chirurgie d'ambulance de la Société française de secours aux blessés. — Trousse de chirurgien de la Société. — Trousse de l'infirmier. — Sac d'ambulance type. — Autres modèles. — Boîtes de pharmacie. — Boîtes à pansements. — Cantines médicales. — Cantines chirurgicales. — Cantines de pharmacie. — Appareils à fractures. — Attelles. — Gouttières.

B. Tables à opérations (modèles portatifs pour ambulance).

C. Appareils de prothèse. — Membres artificiels. — Spécimens des appareils de M. le comte de Beaufort.

APPAREILS MÉDICAUX ET CHIRURGICAUX. TYPES.

La Société a exposé dans sa salle d'opérations, parmi les moyens et appareils de secours, les types suivants, adoptés par son comité médical :

1° BOÎTE DE CHIRURGIE D'AMBULANCE.

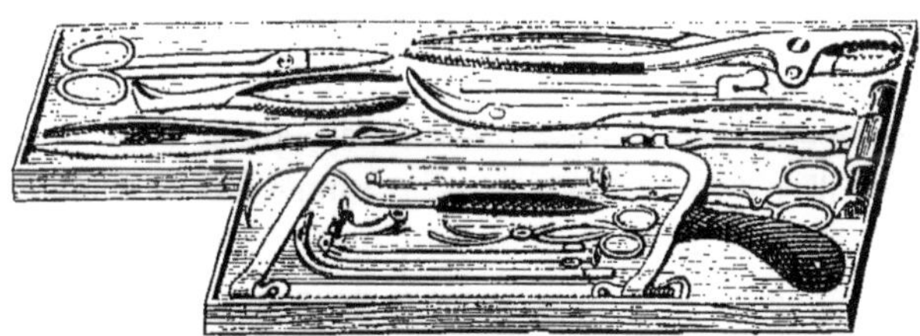

Fig. 65. — Plateau n° 1 de la boîte de chirurgie d'ambulance. Type de la Société.

Elle contient :

PLATEAU N° 1.

1 forte pince à dissection.
1 paire de forts ciseaux.
1 davier courbe.
1 clef de *Garengeot* avec crochets.
1 pince à torsion.
1 pince à ligature profonde.
1 forte cisaille de *Liston*.
1 forte cisaille coudée.

1 davier de *Farabeuf*.
1 forte sonde cannelée.
1 scie avec 4 feuillets.
1 seringue de *Pravaz* dans son étui.
1 pince tire-balles.
1 aiguille de *Chassaignac*.
1 canule à trachéotomie.
1 dilatateur à 2 branches.
1 sonde (homme et femme) en argent.

PLATEAU N° 2.

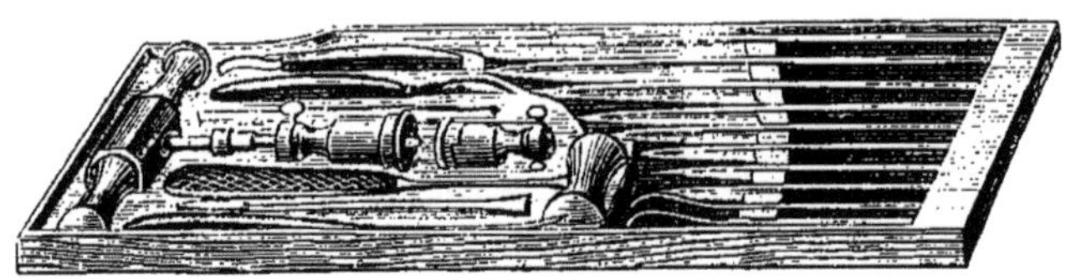

Fig. 66. — Plateau n° 2.

4 couteaux d'amputation, variés de longueur.
1 bistouri à dos fort.
3 bistouris droits assortis.
1 ténaculum.
1 aiguille de *Cooper*.
1 rugine courbe.
1 spatule à manche.
1 paire de ciseaux burins.
1 gouge.
1 tréphine.
1 maillet en plomb.
1 aiguille à suture à manche.

CORPS DE LA BOÎTE.

24 pinces hémostatiques.
1 scie à chaîne.
1 sonde de *Blandin*.
1 long serre-nœuds.
1 pince à esquilles.
1 pince porte-aiguille.
1 trocart à drainage.
2 écarteurs en S.
1 manche et 1 boîte à cautères.
2 cautères.
1 flacon de chloroforme (étui en métal).
1 flacon à chlorhydrate de morphine (étui en métal).
1 appareil d'*Esmarck*.
1 tourniquet à vis.
1 détache-tendon du docteur *Ollier*.
1 tire-fond à anneaux.
1 seringue n° 3 en maillechort.
1 canule fine en gomme.
1 brosse pour tréphine.
2 douzaines de serres fines.
6 pinces-serres fortes.
1 stylet de *Nélaton*.
1 sonde de poitrine.
1 stylet explorateur.
12 aiguilles à suture.
3 mètres de tube à drainage.
2 sondes en gomme.
2 sondes en caoutchouc.
1 crochet de *Graeffe*.

300 épingles.
8 paquets de fil d'argent, cire, fil à suture et à ligature, fil de fer pour serre-nœuds, pierre à repasser.
1 étui pour sonde.

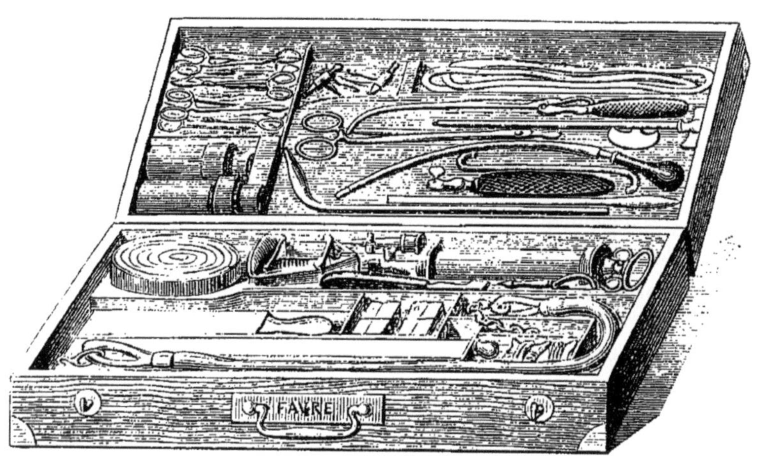

Fig. 67. — Boîte de chirurgie ouverte.

La figure 68 représente la boîte de chirurgie fermée. On n'a pas figuré les deux bassins qui s'appliquent sur les deux extrémités, ni la housse qui recouvre le tout pour le transport en campagne.

Dimensions de la boîte. { longueur . . . . 0^m,50
largeur . . . . 0^m,25
hauteur . . . . 0^m,14 }

Poids de la boîte complète . . . . 11 kilog. 450
Poids de la housse-enveloppe . . . . 2 kilog. 500

(Fabricants : MM. Aubry, Collin, Favre, Mathieu.)

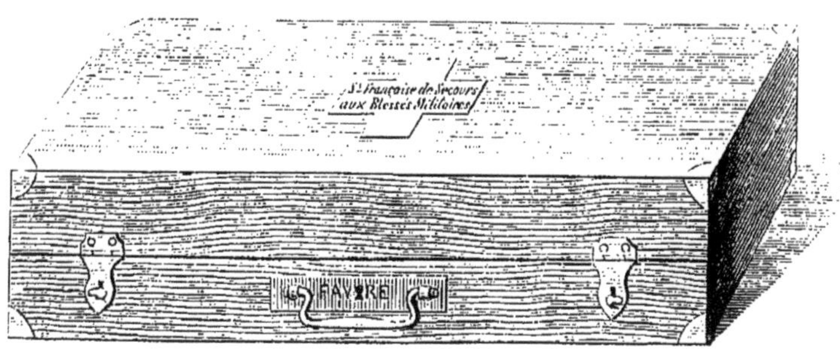

Fig. 68. — Boîte fermée, sans ses bassins et sa housse.

TROUSSE DE CHIRURGIEN.

Elle contient :

1 bistouri droit.
1 bistouri boutonné.
1 ténaculum.
1 rasoir.
2 paires de ciseaux droits et courbes.
1 pince à pansement, à tenon et crémaillère.
1 pince à torsion.
1 spatule.
1 sonde cannelée.
1 stylet aiguillé en acier.
1 porte-mèche en acier.
1 stylet cannelé en argent.
1 sonde (homme et femme) en argent.
1 porte-nitrate.
3 lancettes.
4 aiguilles.
1 paquet de fil d'argent.
1 plaque porte-fil.
50 épingles.
1 trousse (maroquin, intérieur en velours).

(Fabricant : M. Favre.)

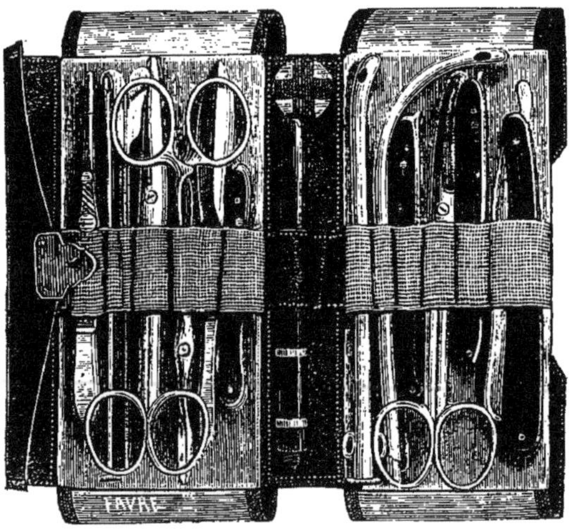

Fig 69. — Trousse de chirurgien.

Cette trousse, très-portative, présente les dimensions suivantes :

Longueur	$0^m,15$
Largeur	$0^m,08$
Épaisseur	$0^m,03$
Elle pèse	285 grammes.

TROUSSE D'INFIRMIER.

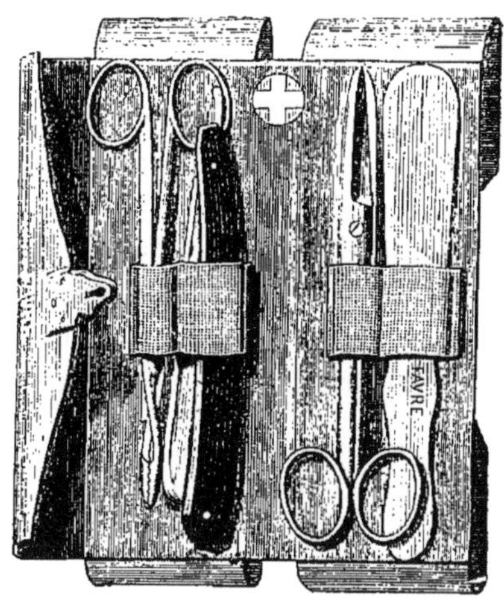

Fig. 70. — Trousse d'infirmier.

Elle contient :

1 rasoir, 1 spatule, 1 paire de ciseaux, 1 pince à pansement.

(Fabricant : M. Favre.)

SAC D'AMBULANCE TYPE.

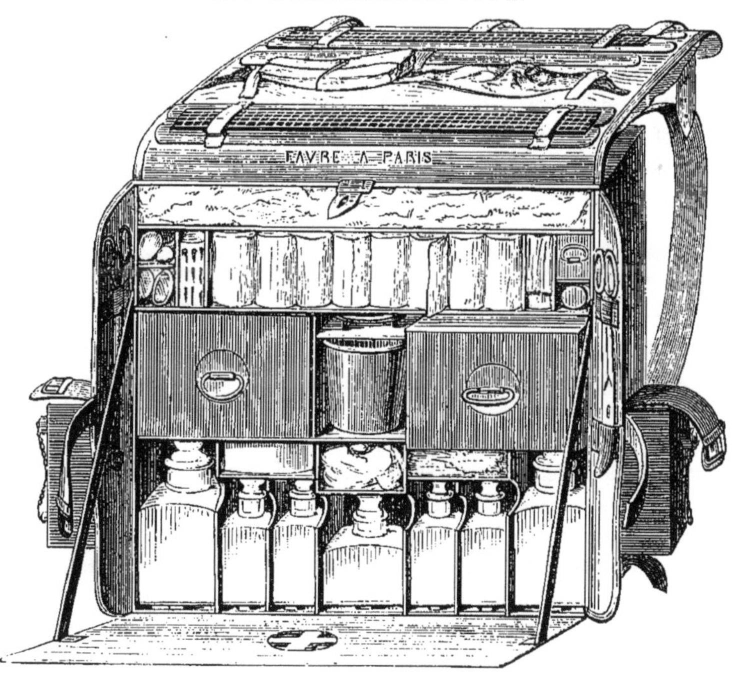

Fig. 71. — Sac d'ambulance. Type de la Société.

Sac d'ambulance : largeur, 40 centimètres; hauteur, 38 centimètres; épaisseur, 20 centimètres; poids, 9k,010.

LE COUVERCLE CONTIENT :

1 paquet de compresses.
1 paquet d'ouate.
6 attelles métalliques sans bord, de 33 centimètres de longueur sur 5 centimètres de large.
2 attelles (bois) de 34 centimètres de long sur 4 centimètres et 1/2 de large, dont 2 avec rallonge en fer-blanc.
1 attelle de 35 centimètres de long et 3 centimètres 1/2 de large sert de fermeture.

L'INTÉRIEUR DU SAC CONTIENT :

1° *Case supérieure.*

1 pince à tenon et crémaillère n° 4.
1 bistouri à coulant, de 11 centimètres de long.
1 pince à torsion.
1 paire de forts ciseaux coudés.
1 boîte d'amputation, dans laquelle on trouve :

1 couteau d'amputation de 12 centimètres.
1 couteau d'amputation de 20 centimètres.
1 bistouri droit.
1 bistouri boutonné.
1 pince à dissection.
1 clef avec 4 crochets.
1 sonde en argent.
2 tourniquets ou compresseurs.
1 bande hémostatique (Houzé de l'Aulnoit [1]).
2 sondes en gomme.
1 sonde en étain.
1 pince tire-balles.
1 pince à torsion.
1 paire de ciseaux coudés.
1 scie avec 2 feuillets.
6 aiguilles à suture.

2° *Cases moyennes :*

à droite.	*au centre.*	*à gauche.*
1 rouleau de sparadrap.	Bandes assorties.	Cire.
1 paquet de taffetas.		Paquet d'épingles.
1 étui avec aiguilles.		Ficelle.
Cire et paquet d'épingles.		Bougies.

[1] «La bande réglementée en caoutchouc, dit M. Houzé de l'Aulnoit, est destinée à permettre à toute personne étrangère à l'art de guérir d'arrêter une hémorrhagie des membres, sans exposer les blessés aux accidents d'une trop forte constriction.

«La bande réglementée fait partie du matériel des boîtes de secours de l'armée et des chemins de fer en Belgique. L'Allemagne vient d'en doter ses caisses de secours. Elle a été mise en pratique en Turquie, pendant la dernière campagne d'Orient, et les chirurgiens russes, qui l'ont appréciée à l'Exposition d'hygiène et de sauvetage de Bruxelles, ont vulgarisé ce petit appareil dans leur pays. . . »

3° *Cases inférieures.*

Charpie.	Cire.
Pelote d'épingles.	Rubans.
Ventouses en caoutchouc.	Amadou.
Bassin en cuivre.	Éponges.
Fil.	3 grands flacons.
Allumettes.	4 petits flacons.
Lampe.	2 boîtes en fer-blanc formant bassins,
2 paquets de petites compresses.	dans les côtés du sac.

(Fabricants : MM. Collin, Favre, Mathieu.)

AUTRES MODÈLES EXPOSÉS.

A côté de ces types figurent divers modèles, tels que le *sac d'ambulance* (Delpech) (fig. 72) et la *giberne pour pansements* (Collin) (fig. 73 et 74).

SAC D'AMBULANCE.

(Modèle Delpech, fig. 72.)

1° INTÉRIEUR DU SAC.

Cases inférieures.

Côté gauche.	*Côté droit.*
Linge.	Charpie.

Premier rayon.

1 flacon d'acide phénique.	1 flacon de laudanum.
1 —— d'acide acétique.	1 —— d'ammoniaque.
1 —— de glycérine.	1 —— d'extrait de Saturne.
	1 —— de collodion.

Deuxième rayon.

1 flacon d'alcool camphré.	1 flacon de chloroforme.
1 —— d'alcoolat de mélisse.	1 —— de perchlorure de fer.
1 —— d'éther sulfurique.	

Cases supérieures.

Côté gauche.	*Côté droit.*
Sparadrap.	Bandes.

BAS CÔTÉS.

Côté gauche.	*Côté droit.*
Poudre hémostatique.	Glycère d'eucalyptus.
Paquets d'émétique.	Sulfate de quinine.
—— d'ipécacuanha.	Poudre hémostatique.
Amadou.	Amadou.

COUVERCLE DU SAC.

Parties latérales.

Côté gauche. (Trousse médicale.)	*Côté droit.* (Trousse chirurgicale.)
Solutions pour injections hypodermiques : morphine, atropine, sulfate de quinine, etc.	Ciseaux, sonde, bistouri, pince tire-balles, pince à artères, pince à pansement, grande pince, sonde cannelée, stylets, aiguilles à suture, fil, charpie longue.

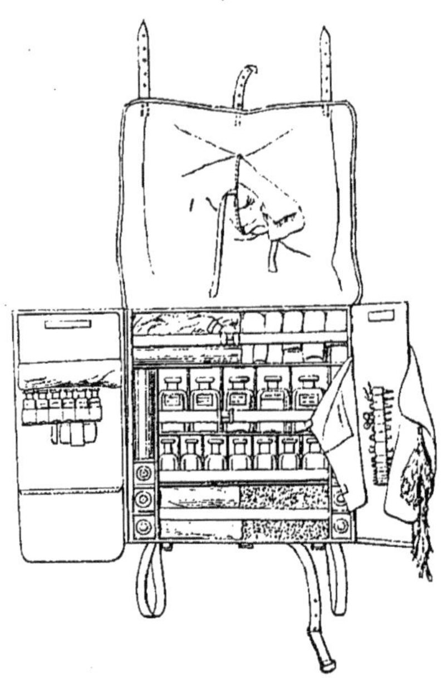

Fig. 72. — Sac d'ambulance. (Modèle Delpech.)

Partie supérieure.

Poche à ouate.

2° EXTÉRIEUR DU SAC.

Côté gauche.	*Côté droit.*
Réserve de charpie.	Réserve de linge.
Lampe à alcool et gobelet.	Attelles.

Dimensions du sac { hauteur........................ 0m,48
largeur........................ 0m,48
épaisseur........................ 0m,12 }

Il pèse.. 9 kilogr. 800

GIBERNE POUR PREMIERS PANSEMENTS.

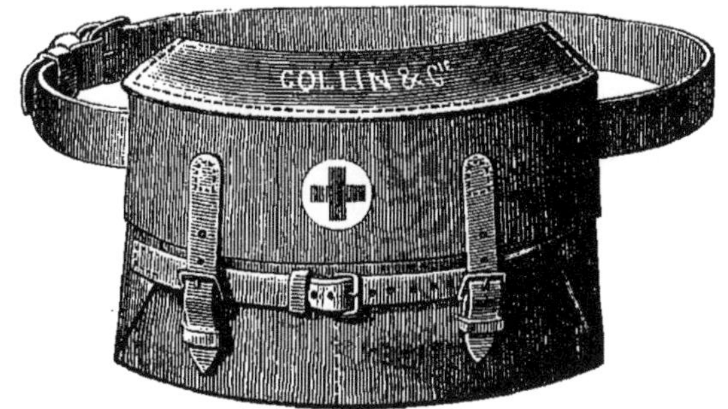

Fig. 73. — Giberne pour pansements. (Modèle Collin.)

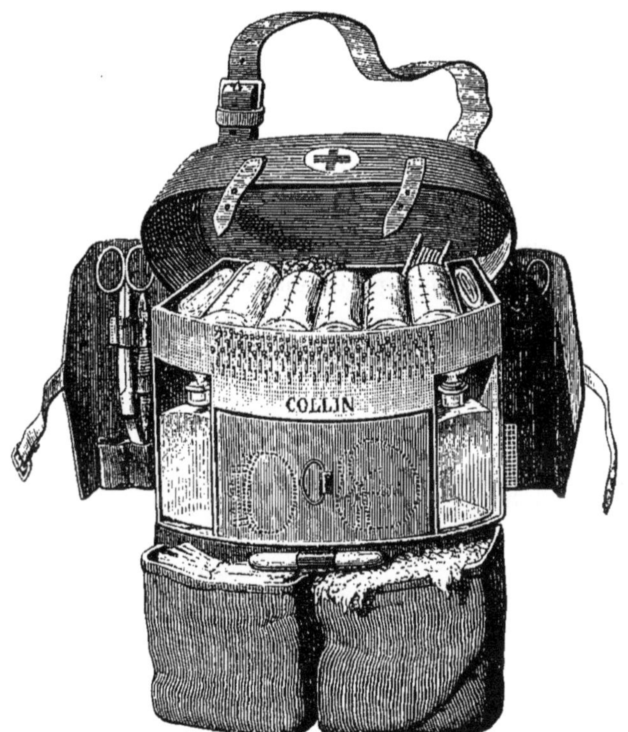

Fig. 74. — Giberne ouverte.

1. Bandes à pansements (9).
2. Compresses (12).
3. Charpie (150 gr.)
4. Agaric.
5. Flacon pour perchlorure de fer.
6. Flacon pour alcool camphré.

7. Cuvette pour laver les plaies.
8. Éponge dans un sac imperméable.
9. Compresseur du Dr Nicaise. (*Modèle Collin.*)
10. Bistouri fermant.
11. Ciseaux *Vezien.*
12. Pince à pansements.
13. Pince à torsion.
14. Trois attelles en fil de fer.
15. Ruban de fil.
16. Aiguilles dans un étui.
17. Pelote de fil.
18. Épingles (200).

La giberne est disposée pour être portée en bandoulière ou sur le ceinturon.

Cette giberne a	hauteur	0[m],18 cent.
	largeur	0[m],30
	épaisseur	0[m],12

Garnie, elle pèse .... 2 kilogr. 150

BOÎTE DE PHARMACIE D'AMBULANCE TYPE.

La boîte s'ouvre par sa paroi antérieure, en deux battants latéraux, ressemblant à deux volets, qui découvrent la paroi postérieure. On a alors sous les yeux et sous la main tout le contenu de la boîte, placé dans les casiers, flacons et tiroirs. (Fig. 75.)

Elle renferme les médicaments et objets suivants :

Acétate de plomb liquide,
Acide acétique,
Acide phénique,
Alcool camphré,
Agaric,
Ammoniaque,
Arnica (teinture d'),
Bismuth (sous-nitrate de),
Charpie hémostatique,
Chloral (hydrate de),
Chloroforme,
Chlorhydrate de morphine,
Éther sulfurique,
Extrait thébaïque (pilules d').
Glycérine,
Laudanum de Sydenham,
Morphine (solution pour injections sous-cutanées),
Perchlorure de fer,
Purgatives (pilules),
Sulfate de quinine (pilules).
Tanin,
Tartre stibié (doses de),
Lampe à alcool, allumettes,
Sinapismes Rigollot,
Ventouses,

Diachylon,
Trébuchet,
Éponges,
Aiguilles, fil, épingles,
Bouchons de rechange.

Un des modèles est, pour la facilité du transport, entouré d'une double courroie très-forte, munie d'une poignée.

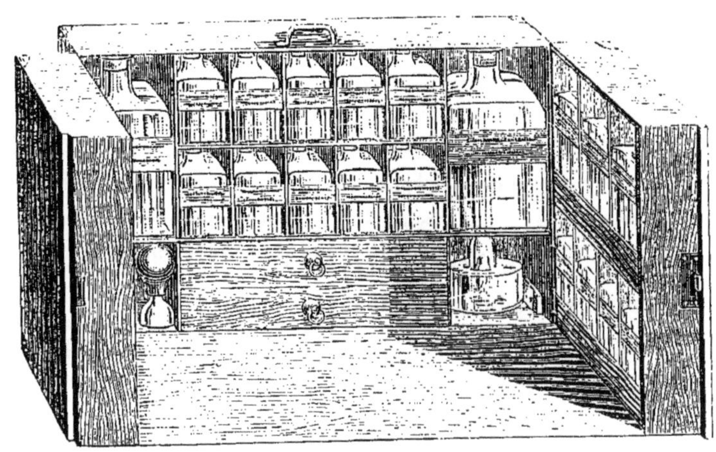

Fig. 75. — Boîte de pharmacie d'ambulance ouverte.

BOÎTE À PANSEMENTS.

(Modèle de la Société.)

Elle contient :

Appareils de Scultet. — Draps fanons. — Compresses. — Coussins de balle d'avoine. — Ruban de fil assorti. — 10 attelles assorties. — 2 jeux d'attelles articulées. — 2 jeux d'attelles conjuguées. — Gouttières métalliques. — Cuvette étamée. — Éponges avec enveloppes. — Grandes bandes. — Compresses en nombre. — Charpie.

Dimensions de la boîte	hauteur	0m,25
	largeur	0m,26
	longueur	0m,52

Garnie, elle pèse .... 10 kilogr. 800

BOÎTE À PANSEMENTS.

(Modèle Favre.)

Elle contient :

1 bassin. — 1 palette à saignée. — 4 éponges dans un sac en toile gommée. — 500 grammes de compresses. — 500 grammes de bandes. — Bandages de corps. — Bandages en T. — 1 kilogramme de charpie. — 1/2 kilogramme de linge fenestré. — 6 coussins (balle d'avoine). — 1 pelote garnie d'épingles. — 24 attelles assorties. — 6 attelles conjuguées. — 1 rouleau de sparadrap et taffetas. — Fil ciré. — 2 flacons de *catgut*. — 4 mètres de *protective silk*. — 1 mètre de *mackintosh*. — 4 mètres de gaze phéniquée. — 10 mètres de soie. — 4 mètres de tubes à drainage. — 1 kilogramme de tube à drainage. — 1 kilogramme de coton pur. — 1 paquet de *lint*.

Le couvercle de la boîte contient en outre :

1 pince à pansements. — 1 paire de ciseaux forts. — 1 spatule. — 1 rasoir. — 1 sonde. — Aiguilles. — Épingles.

Dimensions de la boîte	longueur	0m,70
	largeur	0m,38
	hauteur	0m,25
Elle pèse		12 kilogr. 500

ÇANTINES MÉDICALES.

CANTINES CHIRURGICALES. — CANTINES DE PHARMACIE.

Les modèles de ces différentes cantines ont été indiqués au chapitre II, avec les voitures dans lesquelles elles doivent le plus ordinairement trouver place.

Nous en avons donné la description p. 48 à 56.

APPAREILS À FRACTURES.

ATTELLES. — GOUTTIÈRES.

Dans la salle d'opérations et dans les vitrines qu'elle contient, la Société a réuni des appareils à fractures, des modèles d'attelles et de gouttières, dont les spécimens suivants peuvent donner une idée. (Voir, en outre, l'Appendice, p. 162.)

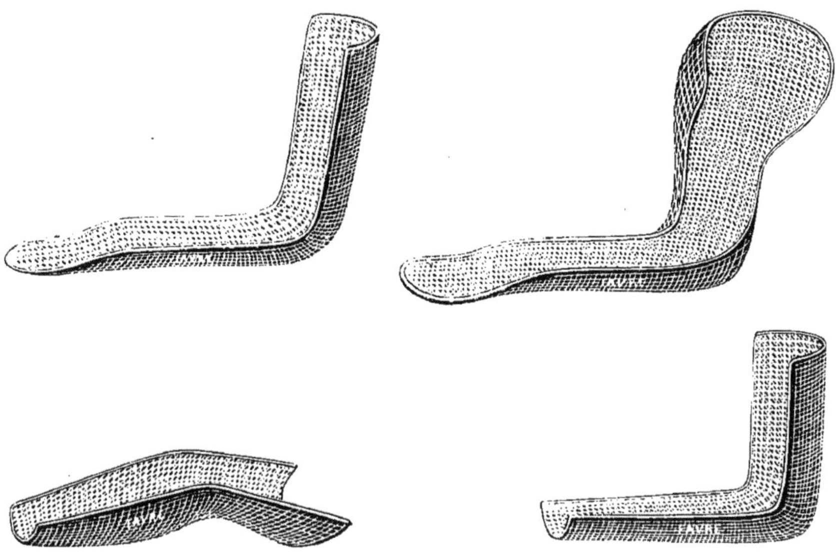

Fig. 76. — Gouttières pour les membres supérieurs.

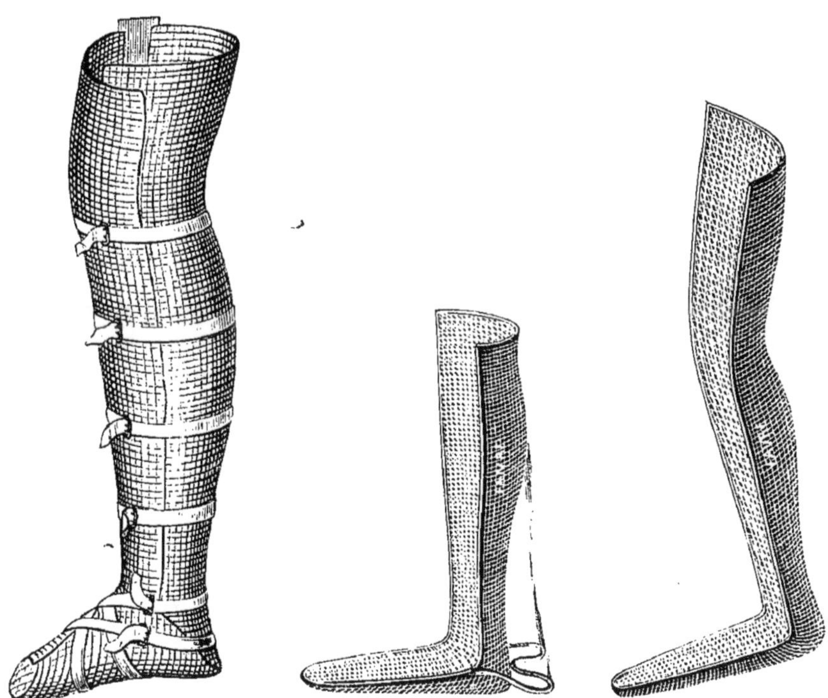

Fig. 77. — Gouttières pour les membres inférieurs.

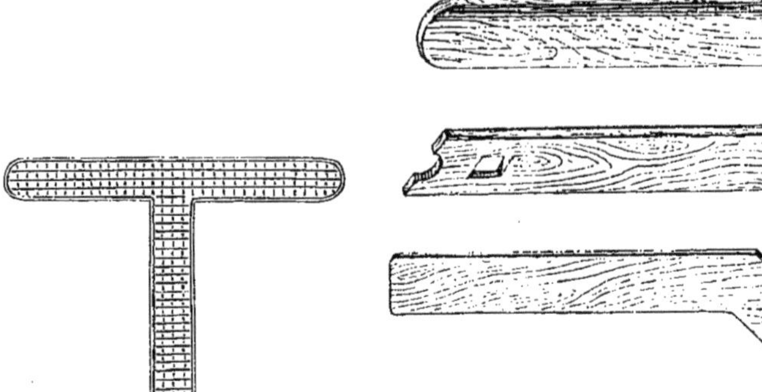

Fig. 78. — Attelles de divers modèles.

TABLES À OPÉRATIONS.

MODÈLES PORTATIFS ET PLIANTS POUR AMBULANCE.

Deux modèles ont été exposés :

1° Le modèle de brancard-table à opérations, construit sur les indications du Dr baron Mundy, modèle d'une très-grande simplicité et qui se prête à différents usages.

On a vu, dans la figure 3, l'appareil utilisé comme brancard. Une crémaillère permet de donner à la tête l'inclinaison voulue; une autre sert à placer les membres inférieurs dans la position la plus favorable, suivant la blessure.

Dans la figure 79, on voit le même appareil placé sur deux tréteaux et constituant une excellente table à opérations.

2° Le second modèle représente une table à opérations pliante et portative, plus légère encore que la précédente; mais elle ne se prête pas aux mêmes transformations.

La figure 80 la fait voir disposée pour l'usage.

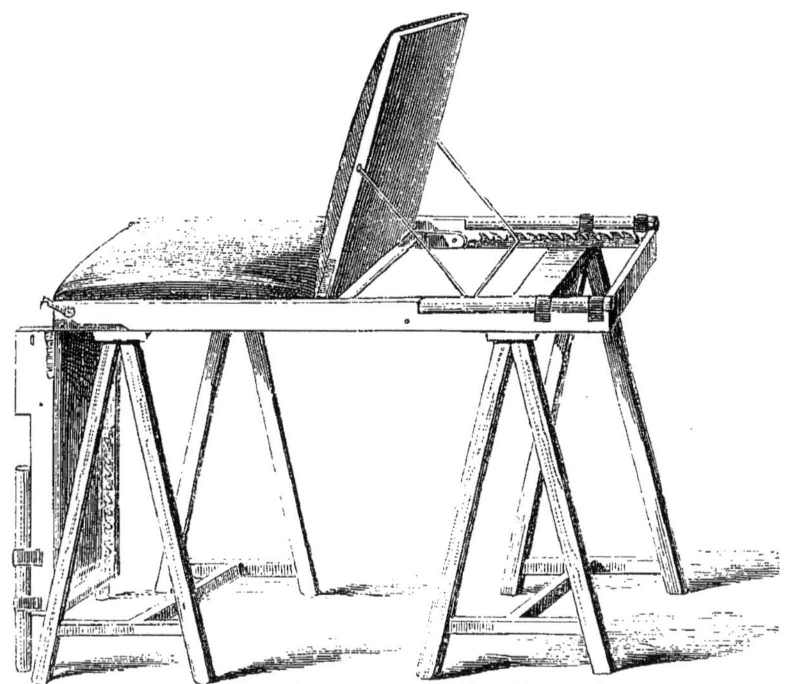

Fig. 79. — Brancard Mundy, servant de table à opérations.

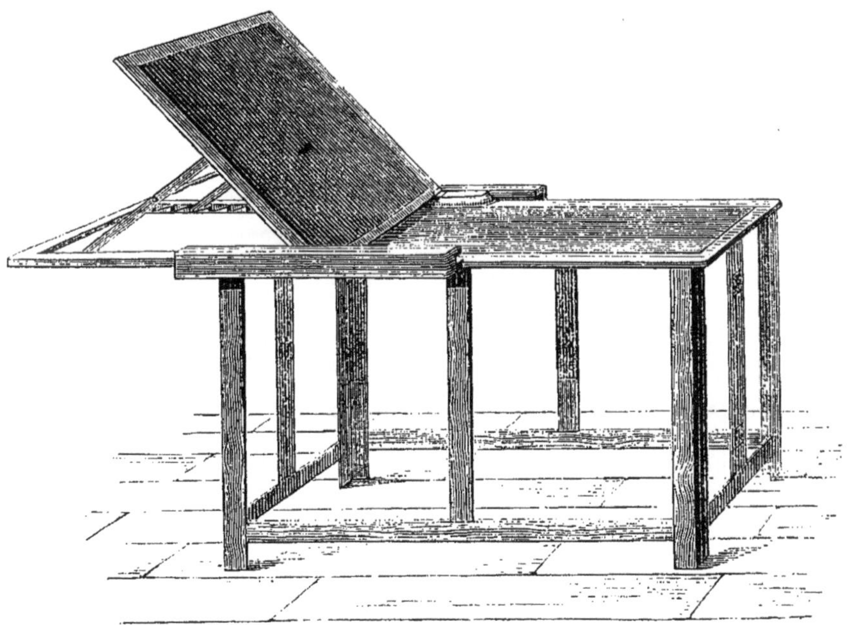

Fig. 80. — Modèle de table à opérations portative et pliante.

Les figures 81 et 82 montrent comment, pour le transporter, on divise cet appareil en deux parties, la table et les pieds, et comment chacune de ces parties se replie pour ne présenter qu'un volume insignifiant. Le poids de l'appareil entier n'est que de 19 kilogr. 500.

Pliées, ces deux tables peuvent être facilement placées dans le compartiment du fourgon de chirurgie.

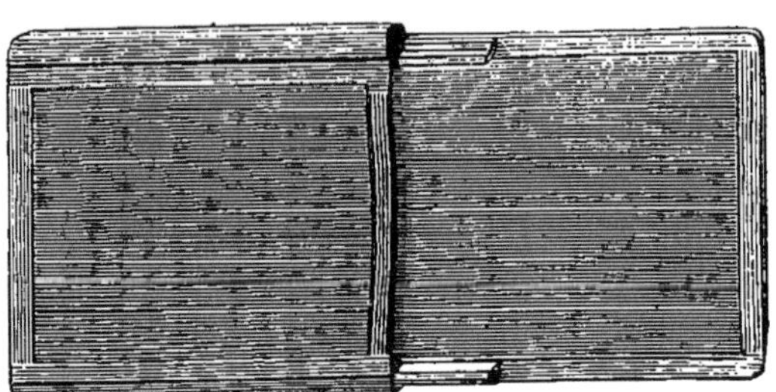

Fig. 81. — La même table à opérations, pliée.

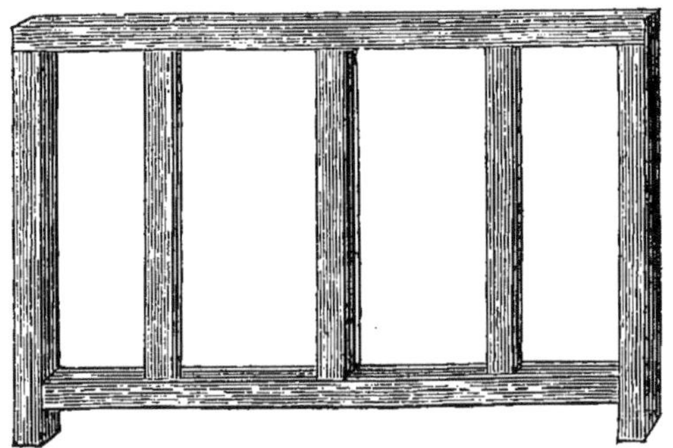

Fig. 82. — Le pied de la table plié pour le transport.

APPAREILS DE PROTHÈSE.

MEMBRES ARTIFICIELS. — SPÉCIMENS DES APPAREILS DE M. LE COMTE DE BEAUFORT.

Pendant la guerre de 1870 et depuis, la Société française de secours aux blessés a distribué un nombre considérable d'appareils de prothèse ou de membres artificiels aux blessés.

Ces appareils sont très variés; ils comprennent : béquilles simples, béquilles doubles, bras artificiels, avant-bras artificiels, jambes artificielles, jambes de bois articulées, pilons, genouillères, bandages simples, bandages doubles, bas élastiques, pieds articulés, yeux artificiels, appareils dentaires, appareils orthopédiques et de prothèse, chaussures orthopédiques, appareils buccaux, acoustiques, etc.

La Société a distribué un nombre d'appareils qui s'élève à plus de 1,300.

Parmi les appareils ainsi distribués, la Société a donné 116 bras artificiels; 44 avant-bras; 273 jambes de bois articulées (modèles de M. le comte de Beaufort).

D'une construction très-simple, d'un prix peu élevé, ces appareils rendent de très-grands services.

La description et les figures propres à faire comprendre le mécanisme de chacun d'eux sont empruntées à l'auteur de ces appareils de prothèse simples et économiques.

BRAS ARTIFICIEL *UTILE*. (Fig. 83.)

« L'appareil utile, c'est-à-dire à doigts rigides, est d'une simplicité extrême, n'étant composé que de deux pièces : un pouce et un bloc de bois taillé en forme de doigts et de paume de main. Cette invention a donc le double avantage d'empêcher, par la rigidité des doigts, toute déperdition de force dans la préhension des objets, et de réduire le prix de l'appareil à un taux minime.

« La même main utile s'applique aux bras pour le cas d'amputation au-dessus du coude. L'appareil dans ces conditions rend beaucoup moins de services, vu l'absence de l'articulation cubitale. Il ne se prête qu'aux menus ouvrages tels que couture, port de choses légères, l'avant-bras se fixant automatiquement à angle droit sur le bras à l'aide d'un crochet intérieur.

« Une bande de traction F F F, fixée par une de ses extrémités au pouce et par l'autre à l'épaule saine qu'elle contourne, détermine l'écartement ou l'abaissement du pouce, au moyen d'un mouvement de l'avant-bras; car elle attire ce pouce, en surmontant la résistance d'un ressort en caoutchouc, lorsque le bras tend à former une ligne droite. L'abaissement du pouce se produit, au contraire, lorsqu'on rend au bras sa position. Græfe et plus tard Van Peterseen ont employé, pour l'élévation de l'avant-bras, ce système de traction qui est appliqué ici au fonctionnement de la main artificielle. » (Fig. 83.)

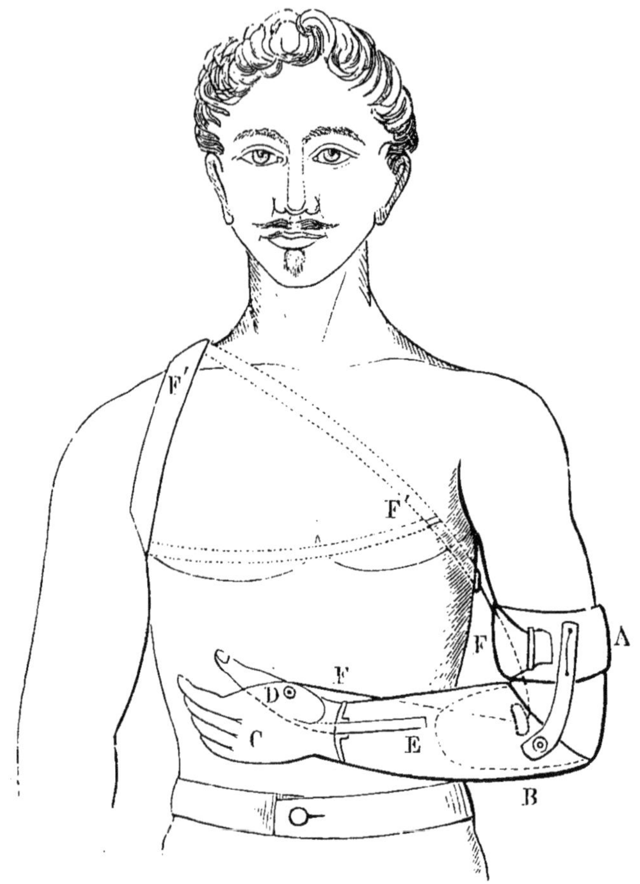

A et B. Brassard et gaine ordinaires. D. Articulation du pouce.
C. Main en bois de tilleul. E. Ressort en caoutchouc.

Fig. 83. — Bras artificiel.

BRAS ARTIFICIEL AUTOMOTEUR.

« Le mouvement de l'avant-bras sur le bras peut se faire automatiquement, par le jeu d'un ressort en caoutchouc agissant en excentrique sur l'articulation du coude.

« Lorsque le bras tombe naturellement le long du corps, la main pesant sur l'axe du coude suspend l'action du ressort. Quand, au contraire, la partie supérieure du bras fait un mouvement ascensionnel, le coude s'éloigne du corps et son axe se rapproche de la perpendiculaire, position dans laquelle le poids de la main se traduit en simple frottement sur les pivots du coude; le ressort reprend alors son action et fait fléchir l'avant-bras sur l'humérus. »

CROCHET-PINCE.

« C'est un crochet ordinaire auquel s'ajoute une pince pouvant saisir et retenir un objet. (Fig. 84.)

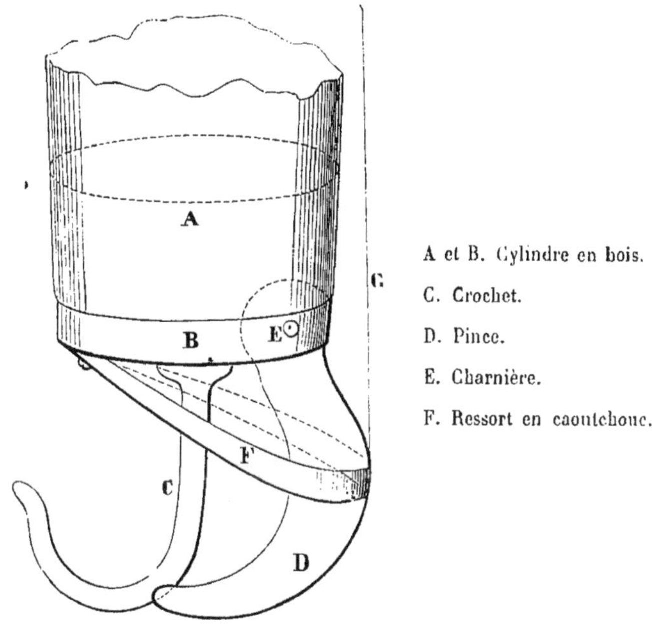

A et B. Cylindre en bois.
C. Crochet.
D. Pince.
E. Charnière.
F. Ressort en caoutchouc.

Fig. 84. — Crochet-pince.

BRAS DE TRAVAIL. (Fig. 85, 86, 87 et 88.)

« Le bras de travail se compose d'une gaine et d'un bloc de bois formant spatule ou paume de main. Cette pièce porte sur ses bords

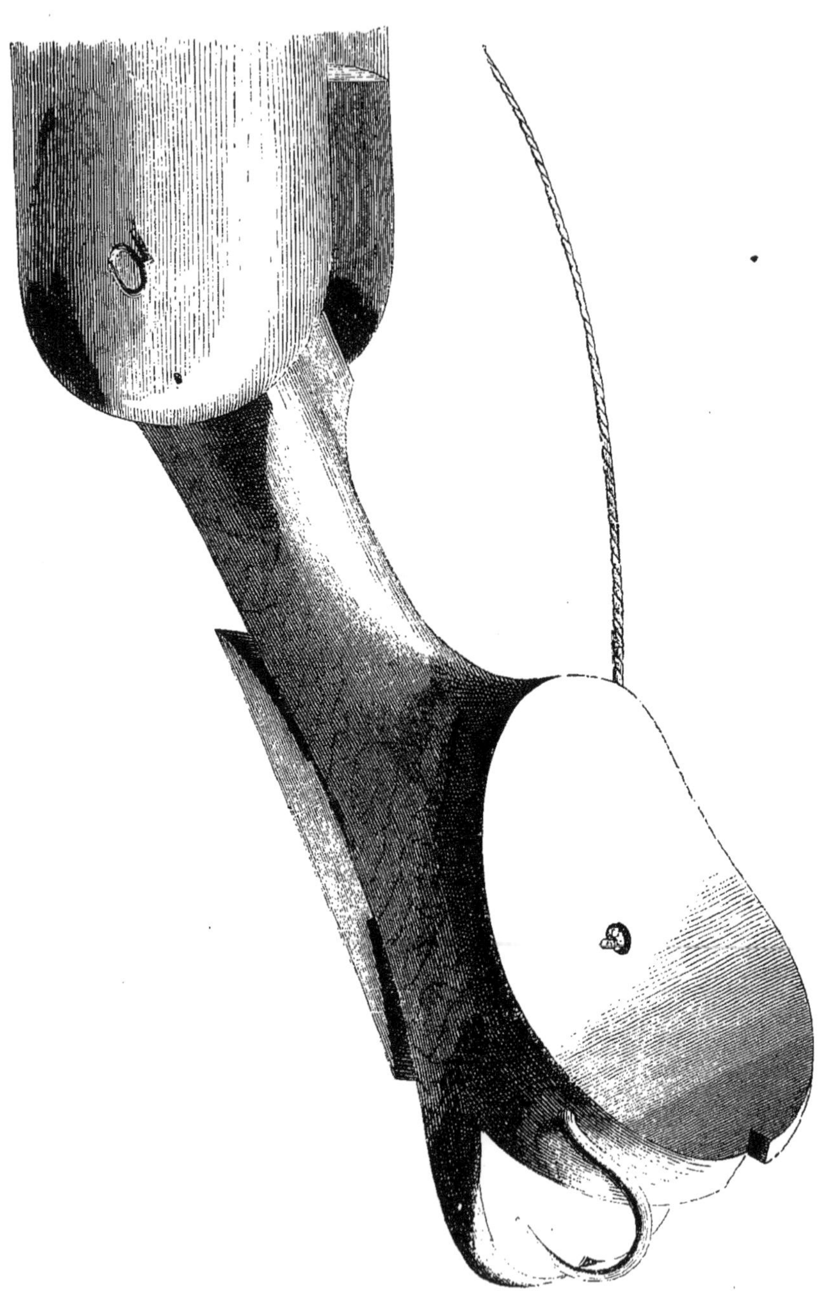

Fig. 85. — Bras de travail.

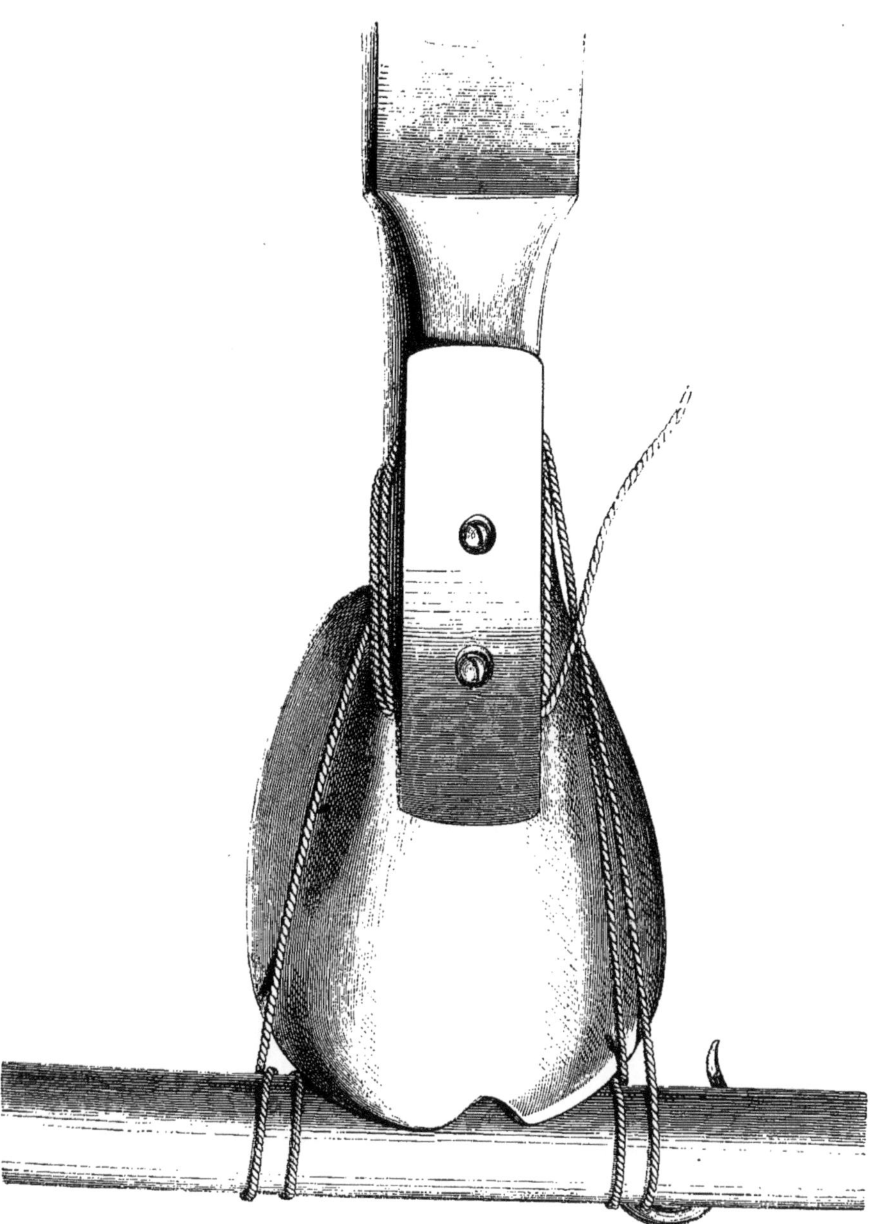

Fig. 86. — Bras de travail.
(Manière de fixer un manche d'outil sans nœud.)

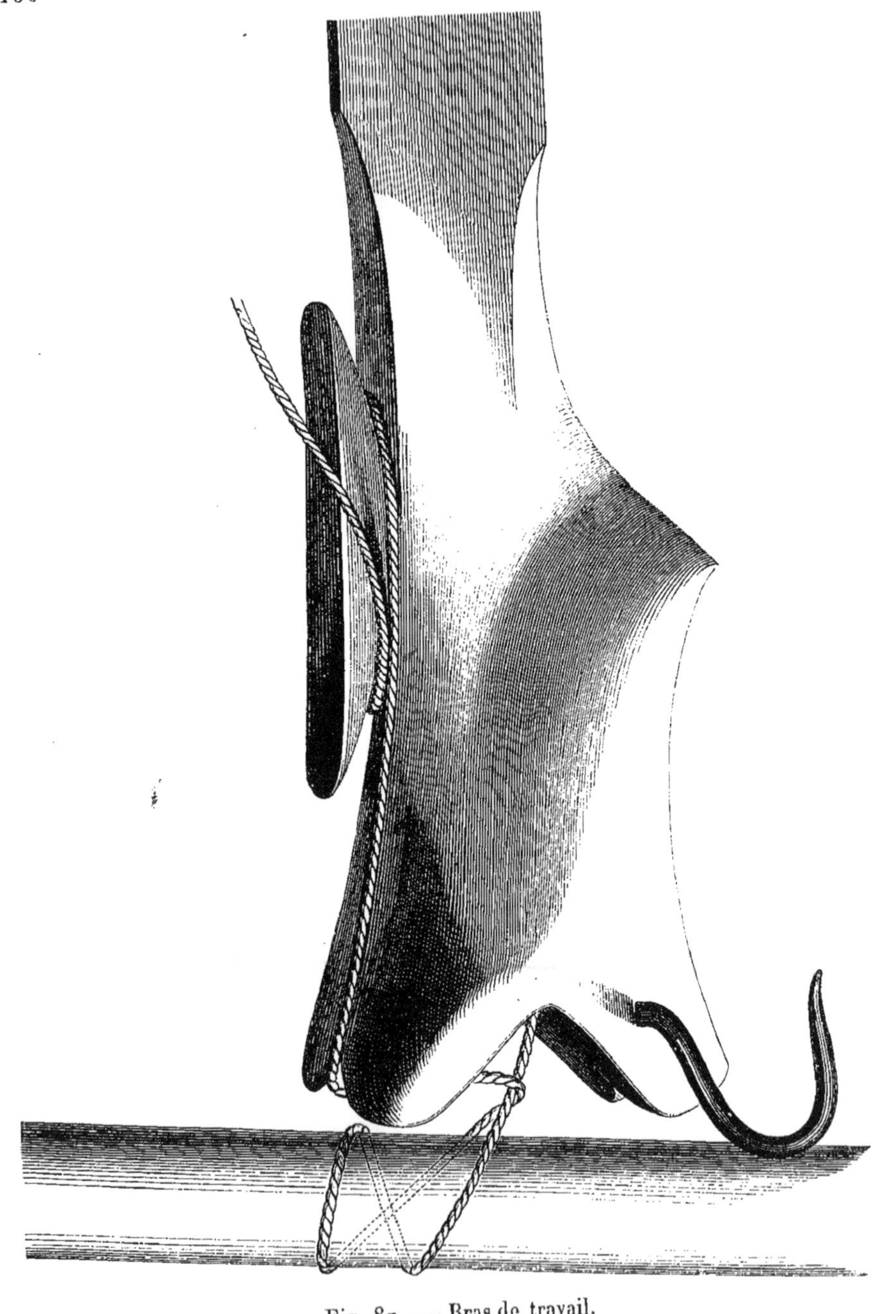

Fig. 87. — Bras de travail.

(Manière d'attacher un manche de pelle ou de tout autre instrument devant pivoter au point où il est fixé.)

inférieurs des encoches et un crochet; aucune pièce n'est détachée, de sorte que l'appareil est toujours complet. Il est d'une construction si élémentaire, qu'il peut être réparé, ou même construit au village, condition importante.

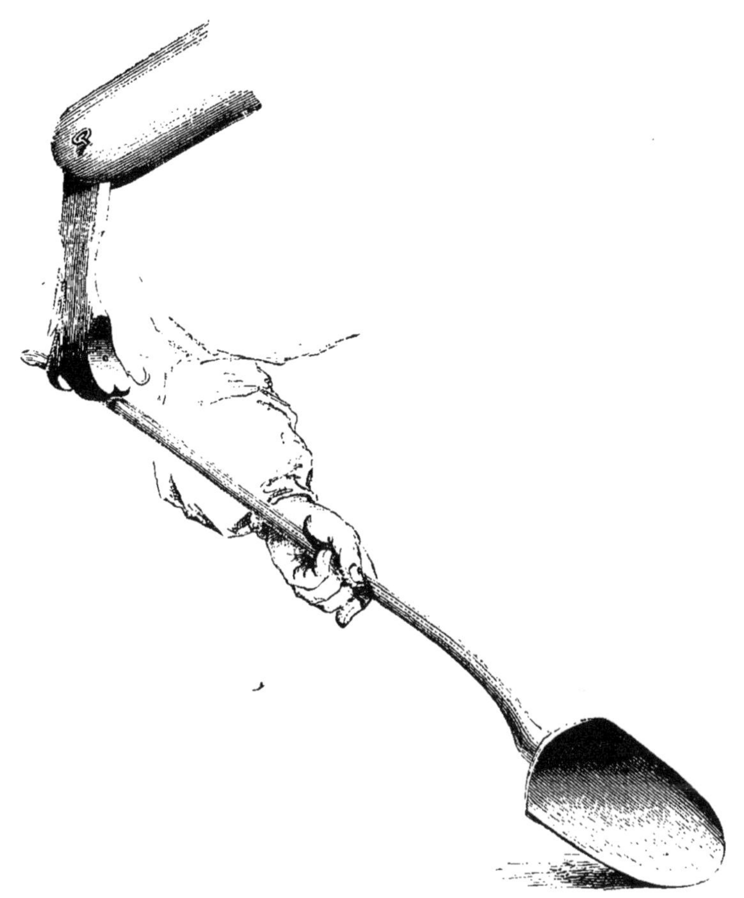

Fig. 88. — Bras de travail. Côté droit.

« Les dessins suivants montrent la forme du bras de travail et indiquent comment on peut, au moyen d'une attache, maintenir un manche d'outil dans une position donnée, ou former un joint universel, pour faire pivoter un manche de pelle ou de faux au point d'attache. »

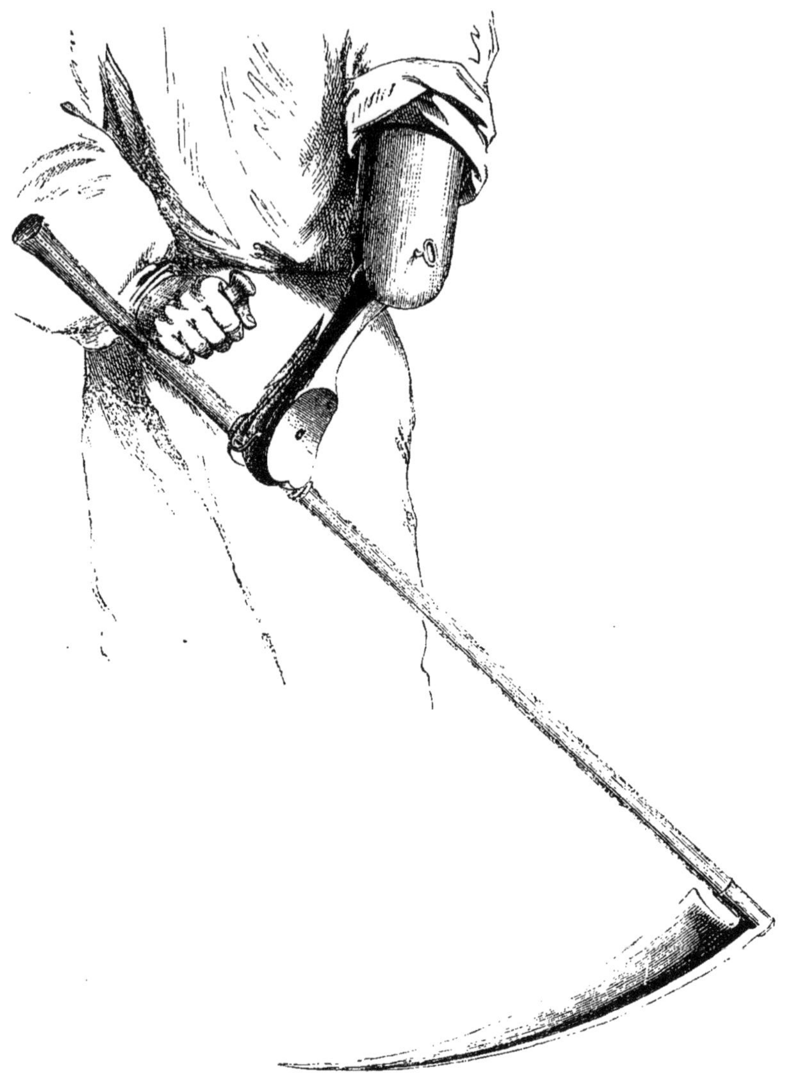

Fig. 89. — Bras de travail. Côté gauche.

JAMBE DE BOIS ARTICULÉE. (Fig. 90.)

« Chaque montant de la cuisse se termine, à sa partie inférieure, par une mortaise dont les joues sont métalliques : le montant de la jambe s'y emboîte et s'articule au moyen d'un boulon rivé à ses deux extrémités. L'œil percé dans l'attelle inférieure, pour le passage du boulon, est fortifié par une garniture tubulaire et deux rondelles en métal.

« Pour les cas d'amputation faite au-dessus du genou, ainsi que de désarticulation du genou, un cercle en métal réunit les deux attelles et fournit des points d'appui à l'ischion comme dans les jambes mécaniques ordinaires.

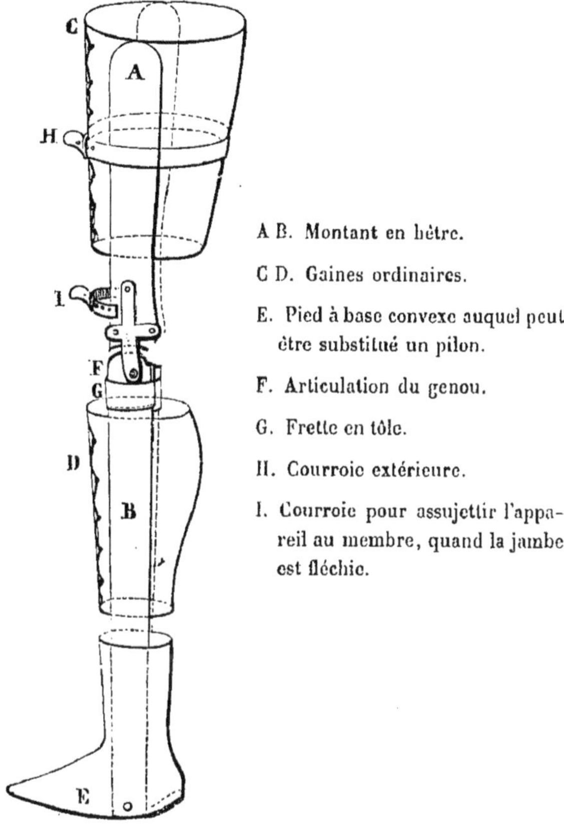

Fig. 90. — Jambe de bois articulée et pied articulé.

« La rigidité de la jambe pendant la marche est obtenue au moyen de deux crochets fixés aux montants supérieurs, sur lesquels ils se meuvent librement en avant et en arrière, pour saisir ou abandonner des pitons rivés aux montants inférieurs. Des ressorts en caoutchouc sont attachés à quelques centimètres au-dessous des pitons, de façon à maintenir en prise les crochets dont ils forment le prolongement, et dont le dégagement ne peut être opéré que par l'action de la main. »

JAMBE DE BOIS AVEC PIED ARTICULÉ.

« Cet appareil ne diffère des jambes artificielles ordinaires qu'en ce que les montants sont en bois, au lieu d'être en acier : de là, légèreté et économie. »

APPENDICE.

Brancard-lit à ressorts et à roues du Dr Gauvin. — Voiture à treuil et à chariots (système Kellner).

Électro-aimant pour la recherche et l'extraction des projectiles du Dr B. Milliot, d'Hyères. — Appareil pour la transfusion du sang (Mathieu). — Thermo-cautère du Dr Paquelin (Collin). — Instruments divers (Favre). — Serre-bandes (Maire et Lainé). — Gouttières bouclées du Dr Houzé de l'Aulnoit. — Pansements, charpie, appareils à fractures, matelas de sauvetage (Sadon). — Lits mécaniques, *système d'Haisne.* — Modèles de chemises pour blessés et malades (Léger). — Ceinture d'infirmier (Duros). — Bas élastiques sans couture (Jollifié).

Appareils pour bains de mains, de bras, de pieds (Drouot).

Calorifères portatifs pour ambulances et tentes (Langlois). — Panneaux aérifères (Hugedé).

Conserves alimentaires pour ambulances (Masson).

La Société française de secours aux blessés avait reçu, en outre, d'un certain nombre d'inventeurs, de plusieurs fabricants et industriels, des moyens de transport, des instruments, des modèles d'appareils de secours, etc., qui ont figuré dans son exposition. Elle témoigne ici à ces collaborateurs toute sa reconnaissance pour le concours spontané qu'ils avaient apporté à son œuvre.

Nous citerons dans cet appendice les principaux de ces modèles et appareils, avec quelques indications sommaires, et une gravure, quand il sera possible.

On trouvera aussi, dans cette partie du livre, quelques planches, dont la gravure ne nous était pas parvenue à temps, pour les placer dans le corps de l'ouvrage.

BRANCARD DU DOCTEUR GAUVIN. (Fig. 91.)

Ce brancard, basé sur l'application de l'élasticité au brancard lui-même, forme un lit à ressorts ; il évite les déplacements du blessé. Il peut servir pour le transport à bras, pour le transport en voitures, en wagons. Il permet d'utiliser les moyens de transport or-

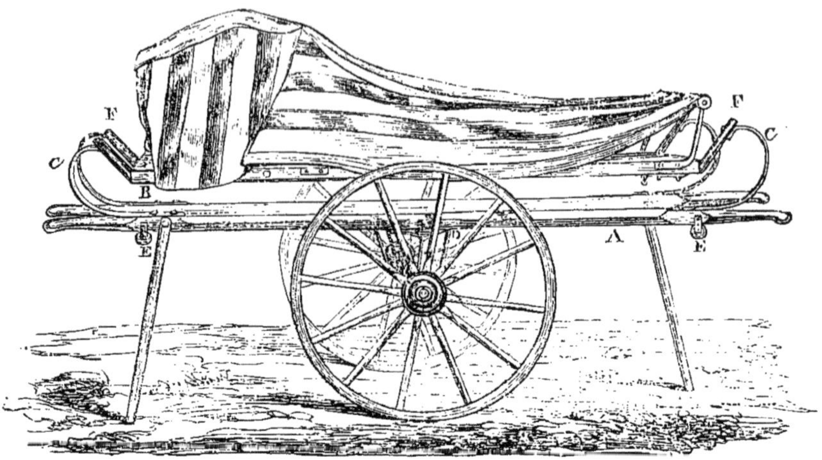

Fig. 91. — Brancard-lit, à ressorts, avec roues, du docteur Gauvin.

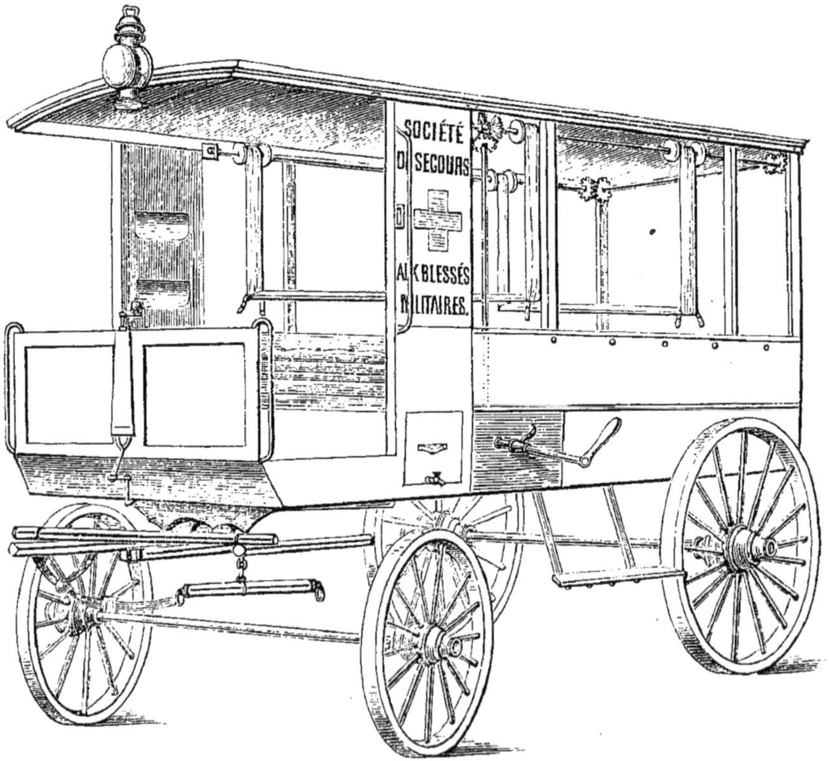

Fig. 92. — Voiture à treuil et à chariot. (Système Kellner.)

dinaires et les voitures quelconques du pays où opèrent les armées, et où fonctionnent les ambulances.

VOITURE À TREUIL ET À CHARIOT.

(Système Kellner.)

La description de ce modèle a été donnée, pages 32 et 33.

ÉLECTRO-AIMANT

POUR L'EXTRACTION DES PROJECTILES ET DES CORPS ÉTRANGERS EN FER, FONTE DE FER, ACIER ET PLOMB AVEC DES PARTIES EN FER.

Le docteur Benjamin Milliot, d'Hyères (Var), a adressé à la Société un modèle de son électro-aimant, servant au diagnostic et à l'extraction des projectiles et des corps étrangers en fer, fonte de fer et acier. (Fig. 93.)

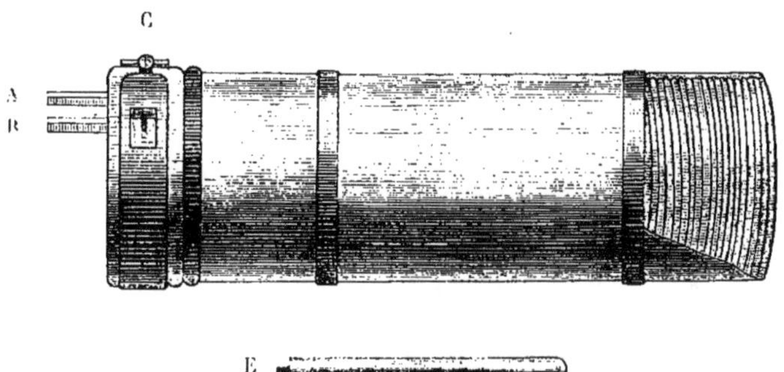

Fig. 93. — Electro-aimant pour la recherche et l'extraction des projectiles.

Électro-aimant droit (1/3 de la grandeur naturelle), dont le fil a 70 mètres de long sur 2 1/2 millimètres de diamètre.

A B. Fils carrés qu'on réunit aux électrodes de l'appareil électro-dynamique.

C. Bouton rectangulaire qu'on fait glisser sur un ressort pour fermer le courant électro-dynamique.

D. Endroit de l'électro-aimant où se visse une grosse sonde en fer.

E. Sonde en fer qu'on visse sur le bout D de l'électro-aimant.

A ce dessin est jointe une notice contenant un extrait du compte rendu du Congrès des sciences médicales de Genève (1877).

APPAREIL POUR LA TRANSFUSION DU SANG.

(Fabricant, M. Mathieu.)

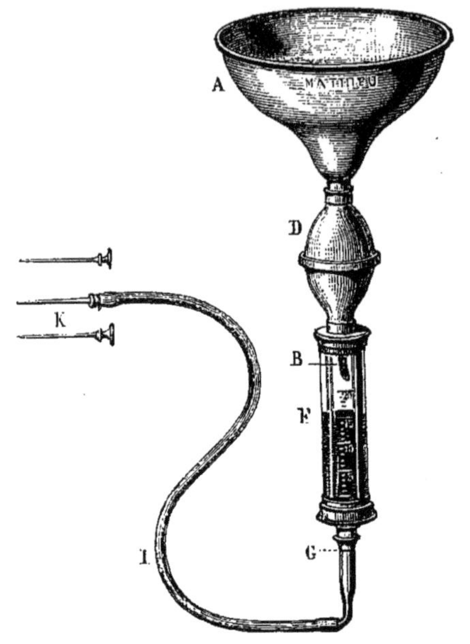

Fig. 94. — Appareil pour la transfusion du sang.

THERMO-CAUTÈRE DU DOCTEUR PAQUELIN.

C'est un cautère actuel, à chaleur permanente et gouvernable, à rayonnement très-faible, se prêtant par la variété de ses formes, à tous les besoins de la chirurgie ignée. (Fig. 95 et 96.)

(Fabricant, M. Collin.)

APPAREIL

POUR PRODUIRE L'ANESTHÉSIE LOCALE.

C'est l'appareil de Richardson, modifié par M. Mathieu ; il sert à la pulvérisation de l'éther pour déterminer l'anesthésie locale ; il sert également à la pulvérisation de tous les liquides médicamenteux. (Fig. 97.)

(Fabricant, M. Mathieu.)

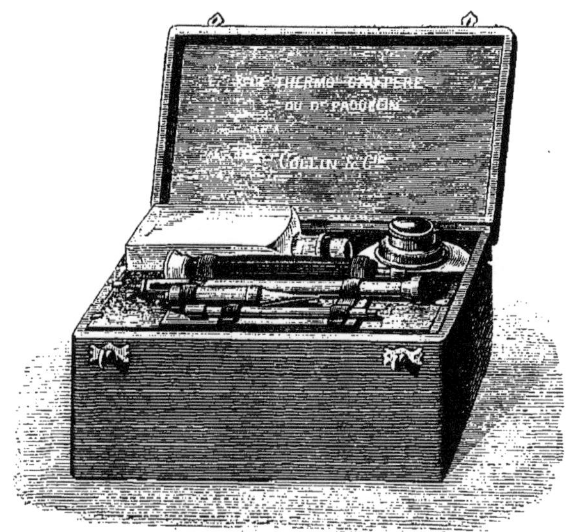

Fig 95. — Thermo-cautère du docteur Paquelin.

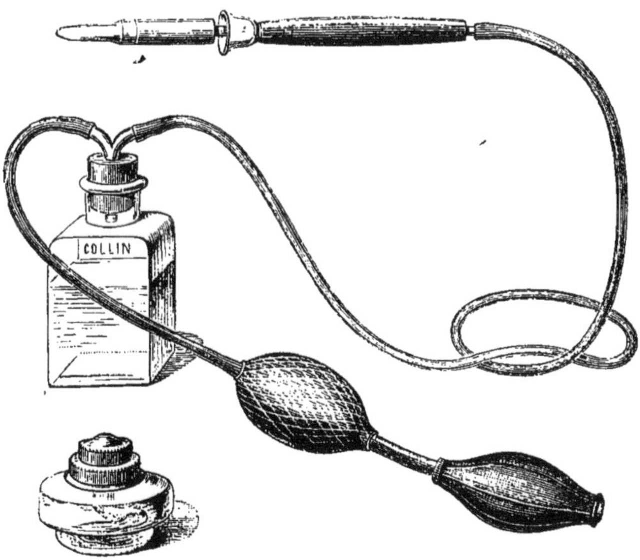

Fig. 96. — Thermo-cautère disposé pour l'usage.

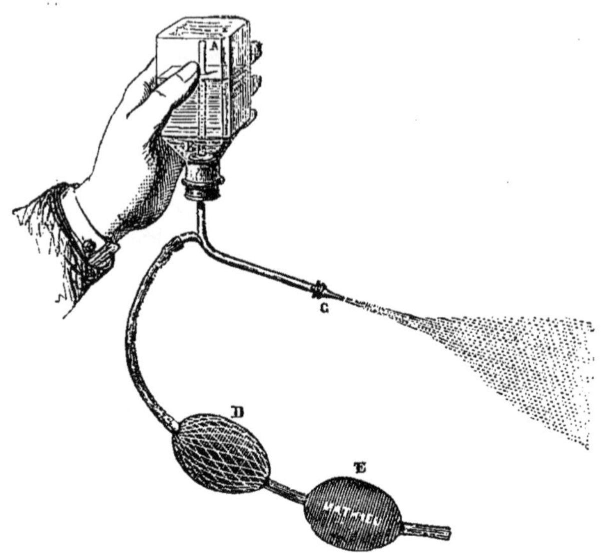

Fig. 97. — Pulvérisateur pour l'anesthésie locale.

INSTRUMENTS DIVERS.

M. Favre avait placé dans les vitrines de la salle d'opérations, à l'exposition de la Société de secours :

1 boîte à opérations sur les dents;
1 boîte (sondes et bougies);
1 boîte de couteaux de réserve;
1 boîte de cautères;
1 boîte de sondes de *Mayor*.

SERRE-BANDES. (Fig. 98.)

la figure 98 représente : 1° l'appareil placé sur une bande; 2° le serre-bandes ouvert, au moment où on va l'employer.

L'axe d'enroulement de la bande tourne à frottement doux dans deux supports placés à ses extrémités et relevés à angle droit sur la plaque ou le cadre de l'appareil. Un bouton, qu'on prend entre les doigts, permet ce mouvement d'enroulement, et un rochet muni d'un cliquet à ressort, monté à vis sur le côté du support, en assure l'arrêt. L'axe d'enroulement est fendu diamétralement dans presque toute sa longueur; la partie mobile fait charnière et permet, quand on la rabat, de pincer le bout de la bande.

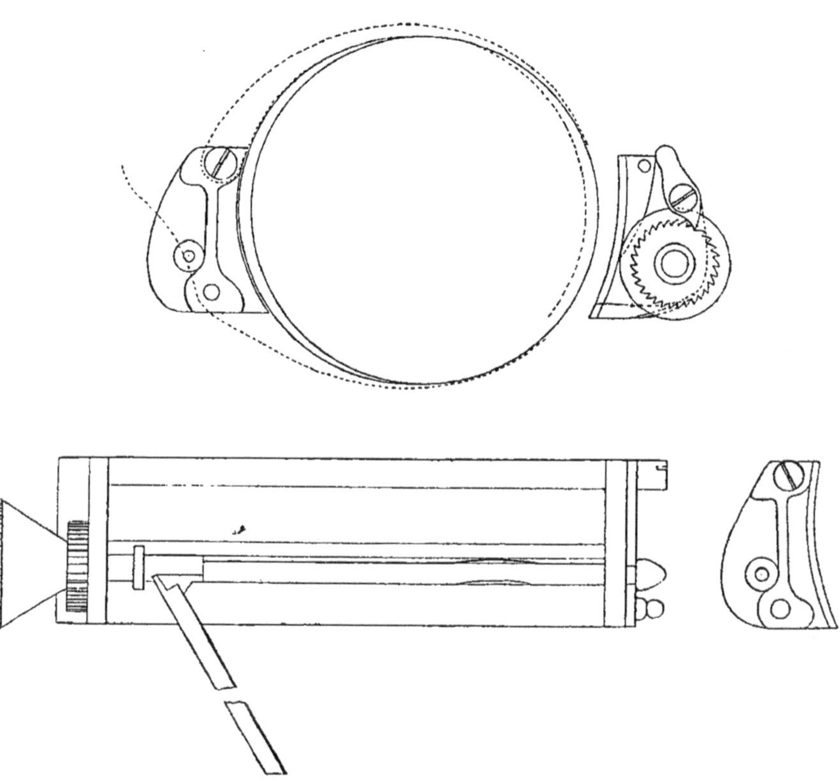

Fig. 98. — Serre-bandes.

Ce même axe, outre son mouvement de rotation, se meut encore dans le sens de sa longueur, afin de pouvoir engager, quand on le ferme, et dégager quand on l'ouvre, son extrémité dans le trou du support qui l'assujettit définitivement, et fixe le bout de la bande.

Pendant ce mouvement de glissement, le rochet ne doit pas se dégager de son cliquet; ce dégagement ne peut se faire qu'en appuyant un peu sur l'extrémité de ce cliquet qui fait ressort, et dans le cas seulement où l'on veut desserrer la bande de pansement.

Ainsi, pour serrer la bande à volonté, une fois qu'elle est en place, il suffit de tourner le bouton dans le sens que permet le rochet. Pour desserrer, il faut appuyer légèrement sur le cliquet, afin de le dégager du rochet, et tourner le bouton en sens contraire. Pour comprendre comment la bande de pansement doit être enveloppée, il suffit de voir qu'après avoir fait sur le membre à panser autant de tours que l'on veut, on passe le bout de la bande dans l'ouverture de la plaque entre les deux rouleaux, et on la fait revenir en sens contraire de son enroulement, jusqu'à ce que son extrémité soit pincée dans l'axe d'enroulement. Ensuite, on serre en tournant le bouton. (Fig. 98.)

(Fabricants : MM. Maire et Lainé.)

GOUTTIÈRES BOUCLÉES

DU DOCTEUR HOUZÉ DE L'AULNOIT.

« Ces gouttières, dit le docteur Houzé de l'Aulnoit, portent sur leurs bords des lanières en soie et caoutchouc, cousues et munies de boucles, de sorte que leur application peut être faite instantanément par une personne étrangère à l'art de guérir, et que l'on peut obtenir l'immobilisation si importante du membre lésé.

« Elles sont d'un prix minime, elles reviennent à 2 fr. 50 cent. Elles sont assez simples pour pouvoir être faites partout, par le premier ferblantier

« M. Houzé de l'Aulnoit s'en sert pour l'immobilisation articulaire des moignons d'amputés. Il en fait confectionner pour le creux de l'aisselle, pour le pli de l'aine. Elles se composent de deux valves; l'axillaire d'une valve appliquée à la face interne du bras, et la seconde soudée à la première sous un angle de 50 degrés, contre la face du thorax. Pour la cuisse, des deux valves, l'une est posée au-devant de la face antérieure et supérieure de la cuisse, et la seconde au-devant de l'abdomen. Les courroies cousues sur les bords servent à l'immobilisation; elles maintiennent le membre demi-fléchi sous un angle de 105 degrés. »

PANSEMENTS

ET APPAREILS DE SAUVETAGE.

M. Sadon, de Roubaix, membre fondateur de la Société française de secours aux blessés, a adressé à la Société et placé dans son exposition :

1° 4 pansements rapides. Charpie longue.
4 pansements rapides. Charpie courte.
1 pièce charpie n° 1 préparée à l'acide salicylique (formule Esmark).
1 pièce charpie n° 2 préparée à l'acide salicylique (formule Esmark).
1 pièce charpie n° 1 ordinaire.
1 pièce charpie extra.
1 pièce charpie n° 1 goudronnée.
1 petit appareil à fractures.
2 échantillons de draps fanons *Sadon*.
1 sac fait instantanément en coupant une gaine de drap fanon Sadon et en le retournant.
3 attelles doubles accouplées pour fracture de jambes.
3 appareils à fracture, 3 attelles.
3 appareils pour bras.
3 appareils pour jambes.
3 appareils de bras, 8 attelles.
1 brancard de première ligne, fait avec du drap fanon et des attelles de jambes.

2° 1 *matelas de sauvetage* en liège.

LITS MÉCANIQUES.

(Système d'*Haisne.*)

Deux fabricants avaient adressé à la Société et placé dans son exposition des modèles de lits mécaniques, d'après le système d'Haisne.

Dans ces deux modèles, quelque peu différents, une crémaillère permet de déplacer de haut en bas la partie centrale du lit, et de changer le malade, et de le tenir toujours propre, sans le déranger.

(Fabricants : M. Amédée Lefèvre et M. Mousset-Grison.)

MODÈLES DE CHEMISES
POUR BLESSÉS ET MALADES.

Ces chemises, ouvertes sur les côtés, et à manches également ouvertes jusqu'au poignet, présentent l'avantage de pouvoir être passées ou enlevées sans déranger le blessé. Les pansements peuvent être faits, sans que l'on soit obligé d'enlever la chemise ou de découvrir le malade.

(Fabricant, M. Léger.)

CEINTURE D'INFIRMIER.

Cette ceinture, en toile et flanelle, prend un large point d'appui sur les épaules, elle présente, à sa partie inférieure, formant tablier, trois petites poches, pour linge fenestré, charpie, bandes, etc., elle

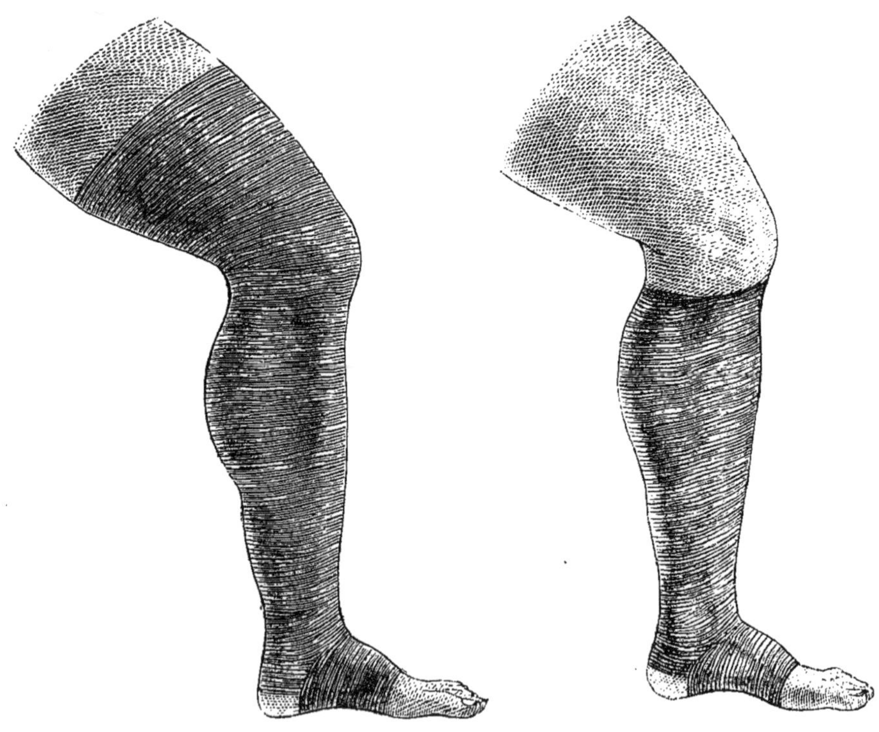

Fig. 99. — Bas élastiques sans couture.

forme un véritable nécessaire de pansement que l'infirmier porte sur lui.

(Inventeur, M. Duros.)

BAS ÉLASTIQUES SANS COUTURE.

« Ces bas, dit l'inventeur, sont en tissu souple, élastique (coton ou soie), sans couture, et permettent d'obtenir une pression partielle, là où il est nécessaire. » (Fig. 99.)

(Fabricant, M. Jollifié.)

APPAREILS
POUR BAINS DE MAINS, DE BRAS ET DE PIEDS.

Appareils disposés spécialement pour hôpitaux et ambulances, pour bains médicamenteux, bains prolongés.

(Fabricant, M. Drouot, de Boulogne-sur-Seine.)

CALORIFÈRE PORTATIF
POUR TENTES ET AMBULANCES.

Ce modèle a été exposé, comme moyen de chauffage de la tente d'ambulance. L'appareil est entièrement métallique, il a un réservoir d'eau avec robinet, un bain-marie et des vases pour conserver les tisanes et boissons chaudes. D'un petit volume, il est facile à transporter, au moyen de ses poignées latérales.

Il peut être alimenté par toute espèce de combustibles. (Fig. 100.)

(Fabricant, M. Langlois.)

PANNEAUX AÉRIFÈRES.

Ces panneaux, à circulation d'air, d'un moulage facile et rapide, faits avec les matériaux quelconques que présente le sol, n'exigeant ni cuisson, ni appareils, ni ouvriers spéciaux, sont recommandés par l'inventeur, M. Hugedé, membre fondateur de la Société de secours aux blessés, pour les soubassements des baraques d'ambulance, pour l'assainissement du sol, et les parties construites des hôpitaux provisoires. A titre d'essai et de modèle, un trumeau de la baraque exposée par la Société avait été construit en panneaux aérifères, avec prise d'air extérieure. (Fig. 101.)

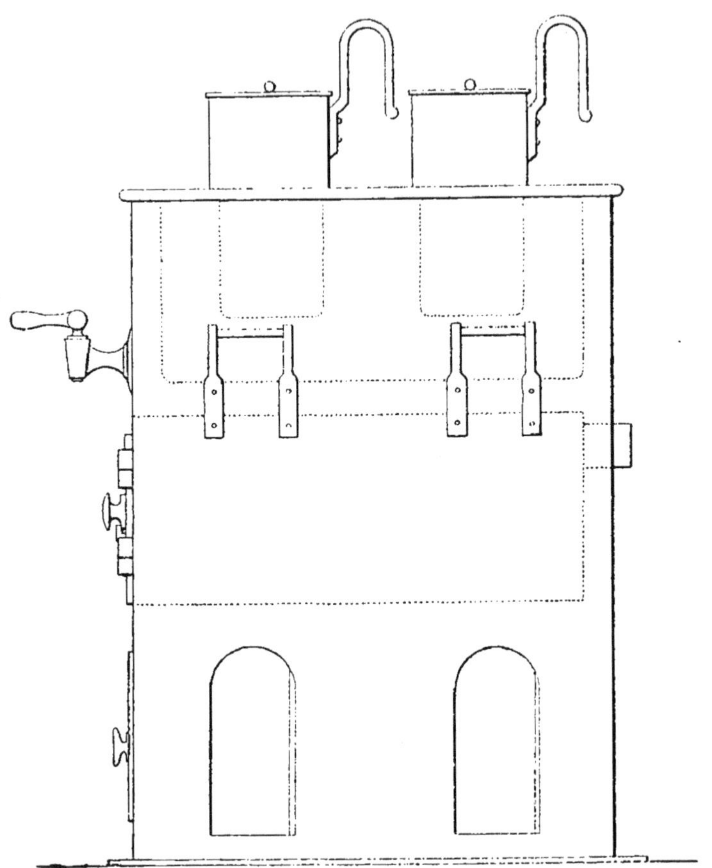

Fig. 100. — Calorifère portatif pour tentes et ambulances.

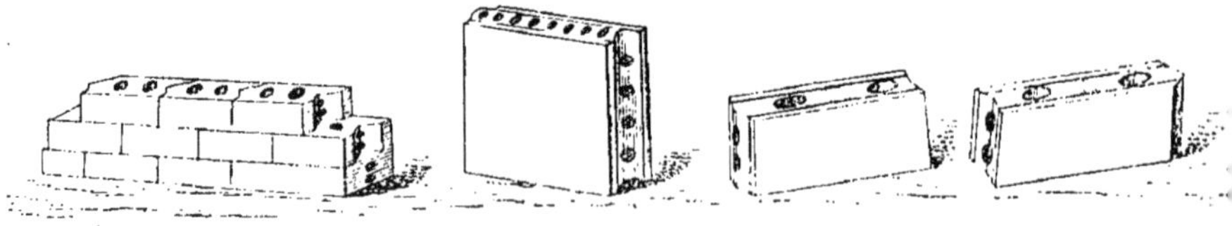

Fig. 101. — Panneaux aérifères.

CONSERVES ALIMENTAIRES

POUR AMBULANCES ET TRAINS SANITAIRES.

De nombreux échantillons de légumes conservés par voie de dessiccation et de compression avaient été placés dans les vitrines de la Société par M. Masson.

Des potages variés, sous forme de tablettes de 200 grammes, présentant une surface de 10 centimètres carrés, sur une épaisseur de 15 millimètres, donnent, après immersion et cuisson dans sept fois leur poids d'eau, un poids de 1^{k},400, qui se divise en sept rations de 200 grammes, revenant chacune à 10 centimes. Une boîte de 10 centimètres cubes contient cinquante de ces rations.

Ces légumes constituent une ressource précieuse, économique et portative pour les ambulances Ils ont rendu d'excellents services dans l'armée et dans la marine.

DÉCRET DU 2 MARS 1878,

PORTANT RÈGLEMENT

POUR LE FONCTIONNEMENT

DE

LA SOCIÉTÉ DE SECOURS AUX BLESSÉS MILITAIRES.

Le Président de la République française,

Sur le rapport du Ministre de la guerre et du Ministre de la marine et des colonies;

Vu le décret du 23 juin 1866, reconnaissant comme établissement d'utilité publique la Société de secours aux blessés des armées de terre et de mer;

Vu le décret de 31 décembre 1870, relatif à la même Société;

Le Conseil d'État entendu,

Décrète :

Article premier. La Société française de secours aux blessés des armées de terre et de mer est autorisée, en temps de guerre : 1° à créer sur les derrières des armées, dans les régions qui lui sont désignées par le Ministre de la guerre ou les généraux commandant en chef, suivant le cas, des établissements hospitaliers destinés à recevoir des blessés et des malades appartenant aux armées; 2° à prêter, dans les conditions indiquées au présent règlement, son concours au service des ambulances d'évacuation et des ambulances de gares. Ce concours ne peut être étendu aux ambulances actives des armées qu'en cas d'insuffisance des moyens dont dispose l'administration de la guerre et sur autorisation spéciale du Ministre, ou, en cas d'urgence, des généraux commandant en chef.

En temps de paix, la Société adresse, tous les six mois, au Ministre de la guerre, un rapport destiné à lui faire connaître les moyens dont elle dispose.

Art. 2. Toutes les associations qui pourraient se former dans le même but, et qui ne seraient pas reconnues comme établissements d'utilité publique, devront être rattachées à la Société de secours, et seront, dès lors, assujetties aux dispositions du présent règlement.

Cette disposition ne s'applique pas aux ambulances locales dont l'action ne s'étend pas hors de la commune où sont établies lesdites ambulances.

Art. 3. Nul ne peut être employé par la Société de secours s'il n'est Français ou naturalisé Français, et s'il n'est dégagé de toutes les obligations imposées par la loi du 27 juillet 1872 sur le recrutement de l'armée, et par la loi du 3 brumaire an IV sur l'inscription maritime.

Néanmoins, les hommes appartenant à la réserve de l'armée territoriale peuvent, exceptionnellement, sur des autorisations nominatives données par le Ministre de la guerre, être admis à faire partie du personnel employé par cette Société.

Sont recrutés : les médecins traitants, parmi les docteurs en médecine; les médecins-aides, parmi les docteurs en médecine ou les officiers de santé; les pharmaciens, parmi les pharmaciens diplômés.

Art. 4. La Société est représentée :

À L'INTÉRIEUR.

1° Auprès du Ministre de la guerre et du Ministre de la marine et des colonies, par le président de la Société;

2° Dans chaque région de corps d'armée où elle a des centres d'action, par un délégué régional nommé par le conseil supérieur de la Société, agréé par le Ministre de la guerre et accrédité par lui auprès du général commandant le corps d'armée;

AUX ARMÉES.

Auprès de chaque général commandant d'armée ou de corps d'armée opérant isolément, par un délégué d'armée nommé par le conseil supérieur, agréé et commissionné par le Ministre de la guerre.

Lorsque la Société est appelée à coopérer au service des évacuations, elle est représentée auprès des commissions de lignes de chemins de fer de campagne par des délégués spéciaux, dont les nominations sont faites au fur et à mesure des besoins par le délégué d'armée, sauf l'agrément de l'autorité militaire.

Art. 5. Le personnel d'exécution, médecins, pharmaciens, comptables, reste exclusivement au choix de la Société, sous les autres réserves indiquées à l'article 3; mais, au début et préalablement au fonctionnement du service, les différents délégués régionaux et autres adressent aux autorités militaires un contrôle nominatif du personnel employé sous leurs ordres. Ils font connaître, au cours du service, les mutations qui se produisent.

Art. 6. Le personnel de la Société de secours, lorsqu'il est employé aux armées, est soumis aux lois et règlements militaires. Il est justiciable des tribunaux militaires, par application des articles 62 et 75 du Code de justice militaire.

Art. 7. Le président de la Société de secours est l'intermédiaire entre le Ministre de la guerre et la Société.

C'est à lui que sont adressées toutes les communications officielles ayant pour objet l'organisation générale du service de la Société.

Lors de la mobilisation de l'armée, le Ministre de la guerre lui fait connaître les parties du service hospitalier au fonctionnement desquelles la Société doit participer.

Au cours des opérations, l'extension à donner à cette première part d'action lui est notifiée par le Ministre, qui en fixe chaque fois les limites.

Art. 8. Les délégués régionaux ne correspondent pas avec le Ministre; ils sont tenus de s'adresser aux généraux commandant les régions de corps d'armée pour toutes les affaires où l'intervention de l'autorité militaire peut être nécessaire.

Ils fournissent mensuellement au général un rapport sur le fonctionnement du service dans leur circonscription.

Art. 9. Les délégués aux armées sont entièrement subordonnés aux chefs militaires près desquels ils sont accrédités.

Ils ne prennent aucune mesure, de quelque nature qu'elle soit, sans avoir préalablement obtenu leur assentiment; ils doivent, du reste, se conformer à tout ordre concernant le service que ces chefs leur adressent, soit directement, soit par l'intermédiaire des directeurs du service hospitalier.

Art. 10. A l'intérieur et aux armées, aucun établissement hospitalier ne peut être créé par l'assistance volontaire sans une entente préalable avec l'autorité militaire, au sujet de l'importance à donner à l'établissement et du choix de son emplacement.

En principe, les hôpitaux à organiser ne doivent pas avoir plus de deux cents lits et moins de vingt.

La fermeture d'un établissement reste soumise à la même formalité d'entente préalable. Aux armées, la clôture ne peut être prononcée que par le Ministre ou par les généraux commandant en chef.

Art. 11. La Société de secours se procure, pour chaque établissement qu'elle crée, le matériel nécessaire à l'exécution du service.

Toutefois, si l'organisation d'un établissement reconnu indispensable ne peut être effectuée faute de certaines ressources en matériel, l'administration de la guerre peut mettre exceptionnellement à la disposition de la Société, à titre de prêt, tout ou partie de ce matériel.

Dans ce cas, la Société demeure responsable du matériel prêté, dont il est dressé contradictoirement un inventaire évaluatif en triple expédition.

L'une de ces expéditions reste entre les mains du délégué régional; la seconde est déposée dans les archives de l'administration militaire locale, et la troisième est adressée au Ministre de la guerre.

Art. 12. Dans les localités où la Société de secours crée des établissements hospitaliers, elle est tenue de fournir, avec ses propres ressources, les denrées et objets de consommation nécessaires au traitement des malades.

Par exception, si la Société desservait des établissements dans une place investie où les ressources lui feraient défaut, l'administration militaire pourrait lui fournir les denrées et objets de consommation reconnus nécessaires.

Ces fournitures, délivrées sur bons régulièrement établis et visés par le sous-intendant militaire, seraient effectuées contre remboursement par la Société dans la limite de ses ressources financières.

Art. 13. L'autorité militaire détermine les catégories de blessés et de malades dont le traitement peut avoir lieu dans les établissements desservis par la Société.

Art. 14. Les conditions de traitement des malades admis dans les établissements desservis par la Société de secours, en ce qui concerne le régime alimentaire, les prescriptions et le fonctionnement du service intérieur, doivent, autant que possible, se rapprocher des règles en vigueur dans les hôpitaux militaires ou dans les hospices civils de la localité.

Le soin de régler cette partie du service appartient au délégué régional ou à ses représentants.

Néanmoins, tous les établissements créés par la Société de secours demeurent placés, au point de vue du contrôle et de la discipline, sous la surveillance de l'autorité militaire, qui a toujours la libre entrée de ces établissements.

Art. 15. A l'arrivée d'un malade dans l'établissement, il en est fait immédiatement mention sur le registre du mouvement, dont toutes les colonnes sont remplies exactement, d'après les indications du billet d'entrée, et, à défaut, d'après les renseignements qu'on se procure auprès des malades.

Le sous-intendant militaire s'assure fréquemment de la bonne tenue de ce registre.

Il est en outre établi, pour chaque entrant, un billet de salle qui lui est remis.

Si un malade possède, à son entrée, des bijoux, des valeurs, etc., il doit en faire le dépôt à l'employé comptable de l'établissement, qui en devient responsable, en délivre un reçu particulier et en fait l'inscription sur un registre.

Art. 16. Les malades dont la guérison est achevée, ou dont le séjour dans l'établissement n'est plus motivé, sont désignés chaque jour par les médecins pour sortir le lendemain.

Le billet de salle reçoit la mention de la sortie; après que les indications portées sur ce billet ont été remplies, il est remis au malade et lui sert de billet de sortie.

L'indication de la sortie doit figurer sur le registre du mouvement.

Les objets et valeurs qui sont la propriété des sortants et qu'ils avaient déposés, lors de leur entrée dans l'établissement, leur sont rendus après qu'ils les ont reconnus et qu'ils en ont donné décharge sur le registre des dépôts.

L'employé comptable est tenu d'adresser chaque jour à l'autorité militaire de la localité l'état nominatif des hommes dont la sortie est prescrite par le médecin pour le lendemain.

Art. 17. Lorsqu'un malade vient à décéder dans un établissement desservi par la Société, l'employé comptable se conforme, pour les formalités à remplir, aux dispositions du règlement sur le service de santé de l'armée (art. 514 et suivants).

Il est ouvert à cet effet, dans chaque établissement, un registre des décès. Un extrait en est adressé, dans les vingt-quatre heures, à l'officier de l'état civil.

Les effets, bijoux, valeurs, laissés par un décédé reçoivent les destinations indiquées au titre VIII du règlement sur le service de santé de l'armée.

Art. 18. L'employé comptable de chaque établissement adresse chaque jour à l'autorité militaire un état particulier du mouvement des malades de la veille, conforme au modèle n° 5, indiquant dans un tableau récapitulatif le nombre des malades que peut contenir l'établissement et le nombre des lits occupés.

Art. 19. Les imprimés et registres en usage dans les hôpitaux militaires et prescrits par les articles ci-dessus sont fournis par l'intendant militaire au délégué régional, qui demeure chargé d'en faire la répartition dans les établissements de la région desservis par la Société.

Dès leur réception dans les établissements, les registres doivent être cotés et parafés par le sous-intendant militaire ou son suppléant.

Art. 20. La Société de secours reçoit de l'administration de la guerre, par journée de malade traité dans ses établissements et à titre de part contributive de l'État, une indemnité fixe de un franc.

Cette indemnité n'est point due pour les journées de sortie ou de décès, à moins que la sortie ou le décès n'ait lieu le jour même de l'entrée du malade dans l'établissement.

La Société reste chargée de faire procéder à ses frais à l'inhumation des militaires décédés dans ses hôpitaux, ainsi qu'à la célébration du service mortuaire.

Art. 21. Le montant des journées de traitement, décompté conformément aux dispositions qui précèdent, est ordonnancé mensuellement, sur la simple production d'un extrait du registre du mouvement des malades, établi par l'employé comptable de l'établissement, certifié véritable par le comité local, vu et vérifié par le sous-intendant militaire.

L'ordonnancement a lieu soit par l'intendant militaire, au nom du délégué régional, dûment autorisé à cet effet par le conseil supérieur, soit par les sous-intendants militaires au nom des comités locaux, quand le délégué régional en fait la demande.

Art. 22. Les règles administratives relatives aux hommes de l'armée de mer traités dans les hôpitaux militaires sont applicables aux mêmes hommes, quand ils sont traités dans les établissements hospitaliers de la Société de secours.

Art. 23. Le personnel de la Société est autorisé à porter le brassard institué en vertu de l'article 7 de la Convention de Genève, en date du 22 août 1864, dans les conditions déterminées par les règlements de ladite Société.

Les brassards sont exclusivement délivrés par l'intendant militaire régional et revêtus de son cachet et du numéro de série de la région, sur la production du contrôle nominatif du personnel employé dans chaque établissement.

Il est délivré, en même temps, une carte nominative qui porte le même numéro que le brassard et qui est signée par le délégué régional et par l'intendant. Tout porteur de brassard doit être constamment muni de cette carte.

Art. 24. A la fermeture de chaque établissement desservi par la Société de secours, les registres dont la tenue est prescrite par le présent règlement sont transmis à l'intendant militaire de la région territoriale, par les soins des sous-intendants, qui demeurent chargés de se les faire remettre par les employés comptables, dûment autorisés à cet effet par le délégué régional.

Ce dernier adresse au Ministre de la guerre par l'intermédiaire du président de la Société :

1° Un rapport d'ensemble sur le fonctionnement des hôpitaux et ambulances de la région;

2° La statistique des maladies et blessures qui y ont été traitées, avec indication des résultats obtenus.

Art. 25. Les Sociétés de secours étrangères ne pourront être admises à fonctionner, concurremment avec la Société française, que sur une autorisation formelle du Ministre de la guerre et avec la réserve :

1° De se placer sous la direction de la Société française;

2° De se conformer au présent règlement;

3° De n'opérer que dans les régions qui leur seront assignées par le Ministre de la guerre.

Art. 26. Le Ministre de la guerre et le Ministre de la marine et des colonies sont chargés de l'exécution du présent décret.

Fait à Versailles, le 2 mars 1878.

Signé : Maréchal DE MAC MAHON.

Par le Président de la République :

Le Ministre de la guerre,
Signé : Gal Borel.

Le Ministre de la marine,
Signé : A. Pothuau.

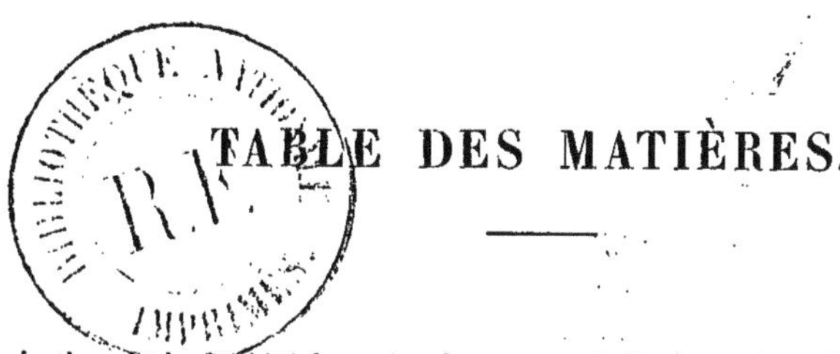

TABLE DES MATIÈRES.

I

COUP D'ŒIL GÉNÉRAL SUR L'EXPOSITION DE LA SOCIÉTÉ FRANÇAISE DE SECOURS AUX BLESSÉS MILITAIRES.

II

MOYENS DE TRANSPORT : 1° DES BLESSÉS ET MALADES; 2° DU MATÉRIEL D'AMBULANCE.

III

HOSPITALISATION RAPIDE, RATIONNELLE ET HYGIÉNIQUE DES BLESSÉS ET MALADES EN TEMPS DE GUERRE OU D'ÉPIDÉMIE.

IV

MOYENS ET APPAREILS DE SECOURS.

APPENDICE.

MOYENS DE TRANSPORT, BRANCARDS, VOITURES, INSTRUMENTS, APPAREILS, MOBILIER D'AMBULANCES, ETC.

DÉCRET

TABLE DES GRAVURES

CONTENUES DANS CET OUVRAGE.

APPENDICE.

OUVRAGES DU MÊME AUTEUR.

Rapport à la Société française de secours aux blessés militaires. sur les *Ambulances de Chalon-sur-Saône*, 1870-1871. Paris, Parent, 1871.

Le vicomte Armand de Melun, vice-président de la Société française de secours aux blessés militaires, notice lue à l'assemblée générale des membres fondateurs, le 18 mars 1878. (Brochure vendue au profit des blessés, au siège de la Société, 19, rue Matignon.)

Difficultés du diagnostic médical. Paris, A. Delahaye, 1866, in-8°, 86 pages.

Traité des maladies de l'estomac (*trad. de Brinton*). Paris, A Delahaye, 1870, in-8°, 520 pages avec figures.

Conférences d'hygiène faites à l'Asile de convalescence de Vincennes : *Le travail et la santé. L'hygiène du foyer. Les ennemis de la santé. L'instruction et la santé.* Paris, Hachette.

Le merveilleux en médecine, 1 vol. in-18 (*Entretiens populaires*, 8e série). Paris, Hachette, 1867.

Leçons d'hygiène pour les lycées et les écoles normales. Paris, Delahaye, 1875. — Ouvrage adopté pour les *Bibliothèques scolaires*, par la *Société Franklin*, par la *Société des publications populaires*, couronné par la *Société d'encouragement au bien* (1873). 1 vol., XIV-582 pages, 2e édition.

Les cours d'adultes. Histoire de l'Union scolaire de l'arrondissement de Sceaux, 1 vol. in-18, VIII-144 pages. Paris, Hachette.

Le café, le chocolat, le thé. 1 vol. in-18, x-160 pages avec 30 fig., 2e édition. Paris, Hachette. Ouvrage adopté pour les *Bibliothèques scolaires.*

L'alcool et le tabac. 1 vol. in-18, 188 pages avec 35 fig., 2e édition. Paris, Hachette. Ouvrage couronné par l'*Association française contre l'abus du tabac et des boissons alcooliques* (1874), adopté pour les *Bibliothèques scolaires*, couronné par la *Société d'encouragement au bien* (1877), etc.

Hygiène scolaire, influence de l'école sur la santé des enfants. 1 vol. in-18, XII-253 pages, avec 42 fig. dans le texte. 3e édition. Paris, Hachette. — Ouvrage adopté pour les *Bibliothèques scolaires*, couronné par la *Société libre d'instruction et d'éducation populaires* (1874), par la *Société d'encouragement au bien* (1873), par la *Société pour l'instruction élémentaire* (1874), par l'*Exposition des travaux scolaires de Belfort*, 1877, etc.

L'hygiène et l'éducation dans les internats : *lycées, collèges, pensionnats, maisons d'éducation, écoles normales, écoles spéciales, universités, etc.* 1 vol. in-18, VIII-374 pages. Paris, Hachette, 1877.

L'hygiène de l'école. Conférence faite dans le grand amphithéâtre de la Sorbonne (Congrès des inspecteurs et instituteurs), le 29 août 1878. Paris, Hachette et Delagrave, 1878.

PARIS.

LIBRAIRIE J.-B. BAILLIÈRE ET FILS,

RUE HAUTEFEUILLE, 19,

près du boulevard Saint-Germain.

www.ingramcontent.com/pod-product-compliance
Ingram Content Group UK Ltd.
Pitfield, Milton Keynes, MK11 3LW, UK
UKHW020242250726
13967UKWH00004B/1480